U0325694

美食课 ⑤

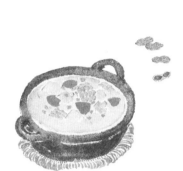

徐文兵——

著

江西科学技术出版社

江西·南昌

目 录

第 6 章 坚果：冬天应季要吃的果

第 7 章　五畜为益之猪

第 8 章　冬季常见腌制菜品

第 ⑨ 章 冬季滋补食疗药材

第 ⑩ 章 冬季苦味饮品：可可与咖啡

第 ⑪ 章 立冬北方膳

第 ① 章

冬天吃什么主食？
豆类

———

　　"食谷者慧"。靠吃五谷，特别是通过豆子来补充营养的人，不仅欲望能得到正常的满足，还能超越欲望，升华到更高级的开慧、开悟的境界。所以，豆类是滋补肾精，为人体气和神提供物质基础的一个主要来源。我们要赞美菽。

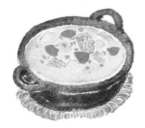

中国人把豆子的价值发挥到了极致

回忆一下，春天我们吃什么主食？小麦、莜麦、青稞、大麦，返青最早、生发力最强的主食。夏天我们吃什么？红色的、脑袋上长了一团火的红高粱，还有黍米；长夏，毫无疑问推荐小米，就是粟，推荐小米、玉米等味道甜的主食。到了秋天，推荐大米、糯米、籼米、粳米。冬天吃什么？其实很多人说吃豆子，太俗了，咱用一个字——菽，古人讲的五谷里的菽，泛指一切豆类。

中国人把豆子的价值发挥到了极致，汉族是一个农耕民族，不是畜牧或游牧民族，我们对动物蛋白的摄入量总体还是少的，但中国人，从伏羲女娲算起，探索出了一种非常高效利用豆类蛋白，也就是植物蛋白的方法，包括烹饪、发酵，还有种植的方法。有句话叫"肉食者鄙，未能远谋"，整天吃肉的那些人就活在欲望阶层；"食谷者慧"，靠吃五谷，特别是通过豆子来补充营养的人，不仅欲望能得到正常的满足，还能超越欲望，升华到更高级的开慧、开悟的境界。所以，豆类是我们滋补肾精，为人体气和神提供物质基础的一个主要来源，我们要赞美菽。

很有意思的是，我们把本来应该当主食吃的豆类演化成了菜，很多吃素的人把豆腐烧出了肉的滋味，还有我们用大豆蛋白做的"人造肉"，其实它也是菜，跟土豆、茄子一样可以作为菜来吃，花样丰富多彩。真正把豆腐、豆类当主食的人不多，为什么？大家记住，营养价值高的东西，都比较难消化和吸收，吃完炒豆整天放臭屁，肚子胀胀的，其实是消化不良导致的。现在直接把豆类当主食的人也很少，顶多就是吃豆面、豆包，这些占日常食物的比例也比较小。豆类往往是以菜肴的形式出现。

接下来，介绍一下我们常吃的豆子的品种、烹饪方式以及饮食的宜忌。

② 黄豆，减缓衰老，增强脑力，降低血脂，预防癌症

我们经常说的大豆其实是黄豆，我们老家提到的大豆专指蚕豆，就是你们吃的蚕豆我们叫大豆。东北黑土地盛产大豆、高粱，我当年以为我吃的嘎嘣脆的大豆就是东北出产的大豆，后来一看不是，那是蚕豆。

现在中国原产的大豆品种是营养价值最高的，被偷走原始种子以后，便被做成了转基因大豆，我国原产的大豆没那么圆，肚上还有个坑，但现在的转基因大豆圆滚滚的，很饱满，病虫害也少。中国因为养殖业的需要，每年从美国进口很多大豆。大家尽可能地去找我国原产的大豆，能留种，撒出去还能培育出后代，我们厚朴食堂做豆腐、豆腐脑，发的豆芽，用的都是中国原产的豆子。

大豆是一年生草本植物，是现今世界上最重要的豆类。起源地毫无疑问是我们中国，外国人把我们最好的种子拿去做转基因种子，最后又卖给我们，这是一件很悲哀的事。我们一定要留好种。古代文献记载，大豆最早能追溯到神农、黄帝时代，种植历史悠久，现在全中国都有种植。国外有引种，美国引种以后，转基因大豆已经成为一个主要的出口产品，出口中国。因为大豆作为优质蛋白的来源，榨油以后还可作为饲料，对养殖业也很重要，经济价值不言而喻。

大豆的颜色虽有很多种，其实都是一个品种。从中医的角度来看，

《食疗本草》说它能"益气润肌肤"。《本草汇言》说煮豆子的水非常鲜美，能"润脾燥，消积痢"。《日用本草》说它能"宽中下气，利大肠，消水胀，治肿毒"。《本经逢原》中说，误食了一些有毒的东西，可以将生的黄大豆捣研，捣成豆浆灌下去，吃进去的蛋白跟毒物发生化合反应，人体蛋白就不会受到伤害；还有中了蘑菇的菌毒以后，吐不出来，也可以灌浓的豆浆；有些人得了肠痈，是吃了各种腐蚀类的东西导致的肚子疼，就让他嚼生黄豆。生黄豆有一种奇怪的口感，有一种豆腥气，人们一般不喜欢吃，但得了疮毒、痈毒，吃起来反而觉得甜，这就是通过口味变化诊断疾病的一个方法。另外，大豆还可用于催乳下奶，研成末可外敷止血。

豆类口感偏苦，可补肾泻心，这一点没有错。大豆可加工成豆腐，我们有卤水豆腐、石膏豆腐，还有酸浆豆腐。

你们可能没见过腐竹的制作过程。熬豆浆的时候，锅上会浮起一层黄色的油皮，这时拿黍秸秆一挑，晒干了就是腐竹，有点儿像熬牛奶时挑的奶皮。现代工业从大豆里面提出了很多有效成分，最著名的就是大豆异黄酮，它有点儿类似雌激素的作用。

我们把豆子磨成粉，或者做成豆浆、豆腐块，这些都只是物理变化，真正让它产生化学变化从而被人体吸收利用，还是得经过发酵。纳豆、腐乳、臭豆腐、豆瓣酱、酱油都是大豆通过微生物发酵，得到的二级加工食品，能更好、更容易被人体吸收利用。未经发酵的豆腐，再压制成水豆腐、干豆腐、百叶，豆子还可以发成豆芽，也利于人体吸收和利用；再升级加工一下就是油炸豆腐、豆泡、冻豆腐，还有特别好吃的熏豆腐、卤豆腐。

大豆有个特点就是蛋白质含量高，含油量也挺高，含糖量少，含淀粉量少，这就是我们说它补肾的一个原因。如果含糖量高，就补脾了。豆类含有大豆卵磷脂，对大脑发育、神经系统发育都很有帮助。

豆子最早刚长出来时我们可以吃豆芽，或吃豆苗，吃嫩的毛豆。成熟了以后吃豆子，炒着吃、蒸着吃、煮着吃都行。有人担心喝豆浆容易使雌激素增高，我们不走极端，吃什么东西都是酸苦甘辛咸搭配的，没有一根筋一条道走到黑的。女性到了更年期，也就是40多岁体内雌激素分泌减少的时候，可以多吃一点豆类产品。大家可能会发现一个现象，白种人年轻时很漂亮，但毛孔粗大，毛发也特别粗，皮肤不是那么细嫩，而且老得也很快；而黄种人皮肤比较细腻细嫩，皱纹也少，老得不是那么快——这跟吃豆制品、摄入植物蛋白有很大的关系。大豆里含的大豆异黄酮又称植物雌激素，能减轻烘热、潮热、盗汗的症状，但体内雌激素水平太高容易引发乳腺癌，而大豆能起到补充雌激素且不易引发癌症的作用。另外，豆类食品对预防阿尔茨海默病、小儿神经系统发育不良都有好处，这是白种人无法克服的一个障碍，却在中国得到了很好的解决。

发酵的豆制品不仅帮助消化，而且能促进人体的造血功能、营养神经功能，现代医学也证实了这一点。黄豆能减缓衰老、增强脑力、提高肝脏（臓）解毒功能、降低血脂、预防癌症。我们日常用来调味的淡豆豉还是一味中药。

③ 吃纳豆能让脑容量增加，脑萎缩的人要多吃

现在一说纳豆都认为是日本人产的，其实不是，纳豆是中国原产的。我的老祖先徐福骗了两次秦始皇，到海上找仙山。"海客谈瀛洲"，瀛洲、蓬莱都是海上的仙山，就是为了给秦始皇找长生不老药，最后把三千童男童女都带到了日本。

我们把豆子打成粉，做成豆浆或豆腐，其实都是物理变化；利用外界

微生物制作纳豆，其实就是通过某种化学变化，让豆类制品里含有的蛋白质，还有其他营养成分经过微生物的分解、转化，变成更容易被人体消化、吸收、利用的营养物质，这是一个很高级的发明。中国先民把看不见摸不着的东西说成虚、空，但看不见摸不着不代表它不存在，不代表我们掌握不了它的规律，不代表我们不能利用它为人类造福，这是中国先民的智慧。

纳豆是黄豆通过一种名为枯草杆菌的微生物发酵后制成的豆制品。发酵以后气味发臭，豆子发黏，做起来拉丝，但吃起来口感还是不错的，有一种甜味。不仅保持了豆子原有的营养成分和价值，而且提高了蛋白质的转化和吸收，在发酵过程中，产生了很多说不清的物质，吃进去以后能帮助你消化体内的纤维性的蛋白，或其他不好消化的东西，也就是说它本身容易被消化，还带动整个"团队"变得容易被消化。由此可见，纳豆是值得推荐的一个食品。

为什么叫纳豆？我专门考证过这个问题，吃完纳豆能补脑子。脑萎缩的人，第一是脑袋比较小，第二是脑容量会变小，比如人总是熬夜或失精，你按一下他头顶正中百会穴（百会穴怎么取？两个耳朵尖往头顶上连条线，跟鼻子拉一条线交合的地方就是百会）周围都发软，而且有人会有一个坑，古书记载那个坑深到"中可纳豆"，中间有个坑，放一颗豆子都行。吃纳豆能让脑容量增加，坑就会消失，所以就留下纳豆这个名字。

干性的纳豆就是豆豉，湿性的纳豆就是现在说的拉丝的纳豆。日本人起初把纳豆叫豆豉，因为他们完全是跟秦汉人学的。在日本的一些寺庙里，也是等黄豆发酵完了以后再储藏，寺庙里的人称它为唐纳豆或咸纳豆。

日本人每天吃早饭的时候，都会准备一盒纳豆，端一碗热腾腾的米饭，把纳豆盒子撕开浇点儿酱油，用筷子在里面不停搅打，搅打完了以后拉出很多丝，再将这一盒纳豆浇在白米饭上，味道真不错。

但我觉得，纳豆再好吃也不如我们的臭豆腐好吃，我到绍兴吃臭豆腐还有霉千张，太好吃了！豆子完全发酵后，有种又香又烂又臭的感觉，真是很好吃。

在日本，习惯往纳豆里面加点儿酱油或放点儿芥末，黄芥末、绿芥末都有，浇到饭上，这叫纳豆饭。还有人把纳豆和生鸡蛋、葱放在一起吃。在北海道，也有人把纳豆跟糖混在一起吃，有点儿像西方的蛋黄酱，总之纳豆有各种吃法。我老婆小的时候不爱吃纳豆，也闻不了那个味，看她爸妈吃她就觉得特恶心，来月经以后不由自主就喜欢上了纳豆的气味，而且喜欢吃了，这说明什么？说明人体天赋的一种本能，决定他需要什么，决定他吃什么香，决定他爱吃什么。所以，吃纳豆这件事绝对不要强迫，就像吃臭豆腐、酱豆腐，人家不爱吃你就嘲笑人家，说人不对，这是错误的。

人们都说胡萝卜有营养，就强迫小孩子吃，还用各种手段逼迫人家吃，小孩子不缺肾精，就不爱吃这东西，吃完以后对身体也不好。

科学研究发现，纳豆含有不饱和脂肪酸、皂素、异黄酮、各种卵磷脂。总体来讲，大豆富含的蛋白质有些不容易消化，甚至不溶解，变成纳豆以后，蛋白质就分解成了最基本的氨基酸，在各种酶素、关联菌的分解下，让营养成分变得容易被人体吸收、利用。

黄豆和黑豆制成的纳豆，可能有一些区别。在日本，我一般看到的都是用黄豆做的纳豆，豆粒黏性比较高，黑豆做的纳豆很少见，因为是黑色的。

黑豆，补肾的效果比其他豆类更好

另一个比较有特点的、颜色鲜明的就是黑豆，黑豆能让头发更黑，补肾效果更好，退烧的效果也非常好。

其实，黑豆跟大豆、黄豆是一家，只不过它的种皮发黑，在现代科学的分类学上没什么区别，但从中医的认识上来讲还是有区别的。为什么？黑豆是藤蔓类豆科植物，现代医学认为它含有丰富的维生素、卵磷脂和黑色素，且维生素 B 和维生素 E 的含量都很高，所以把它也推荐成一个营养保健品，有丰富的微量元素，能降低血液黏稠，满足大脑对微量物质的要求，黑豆评价很高，这是现代医学的认识。

中医里，《本草纲目》明确记载，黑豆有补肾养血的作用，而且能清热解毒、活血化瘀、乌发明目（头发乌黑，眼睛不花）、延年益寿，对黑豆的评价很高；《延年秘录》里记载，经常服食黑豆能"令人长肌肤，益颜色，填精髓，加气力"，说的跟人参似的；《养老书》里记载，有一个人叫李守愚，每天早上起来用盐水吞黑豆二十七枚，熟的，"谓之五脏谷，到老不衰"，这是他的一个行为艺术，也是精神信仰，只要相信，吃啥都能补；《本草汇言》里说黑豆"润肾燥，止盗汗"，说它有一种滋阴润燥的作用，有点儿像熟地；《本草拾遗》里说它治风痹（就是关节疼痛，肢体活动不利）、瘫痪、口噤（嘴张不开）、产后诸风。

综合这些资料来看，对黑豆的评价是很高的。现代医学认为它能降低胆固醇，减少心脏（臓）病，清除自由基，延缓衰老，还有免疫调节、抗癌、改善贫血的功效，我认为还是从中医的角度来认知它比较合适。

在日本，我看到人家专门用黑豆做黑豆茶，就是把黑豆炒熟后用来泡水喝，然后捎带把黑豆也吃了。在日本，他们种的黑豆叫丹波黑豆，有分析说它的营养成分比其他地方的黑豆都高，而且没有不良成分，吹得很神奇，主要就是用现代科学解释一些中药的道理。黑豆中的维生素E对生殖系统有很好的滋补效果，而且它是抗氧化剂，清除体内自由基，清除皱纹，保持皮肤的滋润。

总而言之，黑豆色黑入肾，为肾精、肾气、肾阴不足的人提供了两个很好的作用，第一是补漏洞，第二是增加精髓。

⑤ 蚕豆，一定要熟的才好吃

蚕豆又叫作胡豆，因为个头比较大，豆荚的形状有点儿像蚕茧，所以叫作蚕豆。蚕豆最早应该是在中亚地区，经过各种渠道，传到地中海沿岸、中国，传到欧洲，然后传到全世界。我国最早关于蚕豆的记载，是三国时期《广雅》里出现的胡豆，蚕豆在中国的栽培历史悠久，在浙江省吴兴县钱山漾新石器时代遗址中就有蚕豆的出土。

蚕豆被人们喜欢的另一个原因就是个头大、产量高，被加工成各种豆制品。蚕豆适合在温带气候生长。蚕豆不能生吃，它里面有一种胰蛋白酶抑制剂，生吃完以后人会极不舒服，一定要煮熟再吃。食品加工就是把不宜食用的单宁和植物血凝素作灭活或改良处理，蚕豆就好吃了。

蚕豆的用途真的很广泛，可以食用、饲料用。绿色的还没完全成熟的蚕豆，用葱油爆炒以后就很好吃，成熟的蚕豆可以加工成豆制品。

我们特别熟悉的四川郫县豆瓣酱，用的就是蚕豆，蚕豆的蛋白质和淀粉含量高，不管是做成非发酵的豆制品还是发酵的豆制品，都很好吃。

比如不发酵直接用香料煮成五香豆（或者叫茴香豆，其中就有用茴香煮的蚕豆，很好吃），用蚕豆做成凉粉、粉皮、豆瓣沙；发酵以后可以做成豆瓣、豆瓣辣酱、酱油、甜面酱等。所以，个头大也是它的一个优点。

蚕豆还可以进一步做成各种饲料，提炼出蚕豆油，这是蚕豆的进一步应用。

6 豌豆，治痈肿、脚气、乳汁不通、呕吐腹痛，解疮毒

下面介绍一下豌豆，大家应该很熟悉。

印象中豌豆是我吃过的食物里最硬的。关汉卿描述自己反抗蒙元的统治，不屈不挠，保持民族气节，他说自己是一个蒸不熟、煮不烂、锤不扁、响当当、硬邦邦的一颗铜豌豆。上中学时我的班主任（语文老师）用这个故事鼓励我们树立远大志向，坚定不移地前行。

豌豆是一年生或二年生草本植物，起源于亚洲西部、地中海地区和埃塞俄比亚、小亚细亚西部，因其适应性很强，在全世界的地理分布很广，在我国已有两千多年的栽培历史。

中医认为豌豆有强身壮骨、利尿止泻的功效。具体来说，豌豆性平味甘，可补中益气、止泻痢、调营卫、利小便、消痈肿，而且它能解服食五石散后的亢奋、发热、发狂的病症。

豌豆能解钟乳石的毒，前面说豆类的功效，基本都有这个作用，用它的蛋白质结合毒物，减轻对人体的侵害。所以，豌豆对痈肿、脚气、乳汁不通、呕吐腹痛等症状，都有一定的食疗作用，还能解疮毒。

煮食豌豆生津止渴，而且有益于糖尿病，因为吃太多糖了，我们就吃点儿苦味的，豆类基本偏苦。此外将豌豆研成末涂抹在痈肿疔疮上，能起到消肿止疼的作用。现代西医认为豌豆里含有丰富的维生素C，能预防牙

龈出血，中医认为牙龈出血是肾虚导致的，所以豌豆煮水喝也有它的道理。豌豆怎么吃？可以磨成豆面吃，煮着吃也行，但是太硬，北京有个著名的小吃叫豌豆黄。豌豆黄是把豌豆洗干净，去皮磨碎后煮烂，熬成糖沙样，就像做绿豆沙、红豆沙一样，然后等它凝结后切块，外表呈浅黄色，非常细腻，入口即化，而且口感香甜，清凉爽口。

清朝宫廷做的豌豆黄因慈禧特别爱吃而出名，是用白豌豆做原料制成的，是一种很好的宫廷小吃。民间的糙豌豆黄一般都是在春天庙会上才吃得到的。

有的地方会往豌豆黄内加入枣、白糖、桂花，是一种很好吃的小吃。我们接触更多的就是豌豆面跟白面放在一起做豆面，煮熟以后有一种很好闻的豆香。

我认为张家口一带出产的豌豆是比较好的。豌豆有个特点，不怕冷却怕热，所以张家口一带张北的高原比较适宜种植，但它喜欢水不耐旱，不适合在干旱的地方种植。

7 绿豆，身体需要得不多，想要的多的人应该多吃

绿豆原产地是在东南亚一带，后来经过越南、缅甸传到中国。绿豆是豆科的一年生草本植物，但它不是攀援性藤蔓类的植物，是直立生长的，不需要搭豆架子，自个儿就能长成，它也有豆荚。

绿豆的性质偏寒，颜色发绿，也有人叫它青小豆，因为古代青色包括蓝和绿两种颜色。

绿豆与其他豆类的区别在哪？中医观察的角度和方法是，颜色发绿入肝，而且我从小就知道绿豆可解毒，吃中药中毒以后，甘草、绿豆都能解毒。

熬小米粥时里面加点儿绿豆，这是看似无意，实则很有意义的一种食品搭配。现代医学表明绿豆可以降血脂、降胆固醇、抗过敏、抗肿瘤、保护肝肾。绿豆里面含有很多淀粉，我们吃的很多小细粉条，就是绿豆粉加工成的。而且绿豆里有一种球蛋白和多糖，能促进人体内胆固醇在肝里分解成胆酸，可以起到降低胆固醇的作用，关于绿豆的功效我就不详细说了。

北京人把绿豆的食用价值发挥到了极致，北京人特爱吃绿豆沙，这种小吃的主要原料就是绿豆。把绿豆泡发，用煎煮的方法煮到软烂，加点儿淀粉搅成绿豆泥，然后加入白糖、食用油，最后放到一个模子里，烘干晾凉就变成了绿豆沙。还有一种小吃叫绿豆糕，主要原料也是绿豆，加点儿奶油、奶粉、糖、花生油制作，北京人最讲究的做法就是拿绿豆熬豆汁。

我以前讲过可以用山药磨淀粉，其实也可以用绿豆磨淀粉，把绿豆先泡发，然后打碎，磨碎了以后放桶里沉淀，上面的是泡绿豆的水，还有剩下的豆渣子。把上面的这些东西倒出来，留下沉淀在底下的白色粉末状沉淀物，铺开晾干，这就是绿豆淀粉，可以拿它做粉条。剩下的残渣过滤一下并蒸熟，然后用羊油炒香，再加点儿辣椒，这就是著名的北京小吃麻豆腐，麻豆腐就是用做绿豆淀粉剩下的豆渣或豆粕做成的。过滤完的绿豆水留着发酵，发酵完了以后拿开水煮开，豆汁就做好了，闻着是一种酸臭的味，甚至有一股馊味，但喝起来既解渴，又除烦，还能上瘾。

以酒为浆，以妄为常，尤其是喝白酒中毒的人，应该喝点儿绿豆解一下毒，保护一下肝脏（臟）。我们的身体激烈亢奋，欲望不停，需要的不多，想要的多，晚上想很多事的人，都应该吃点儿清心败火除烦的食品，清除自己虚妄的东西。

8　红豆：红豆生南国，春来发几枝。愿君多采撷，此物最相思

"红豆生南国，春来发几枝。愿君多采撷，此物最相思。"诗中提到的红豆是豆科相思子属的一种有毒植物。我们日常食用的红豆也叫赤豆，但它不是赤小豆，两者是有区别的。红豆是豆科豇豆属的一种植物，有直立的，也有藤蔓的，特点是都有豆荚。红豆是我们经常食用的食材，可以做成红豆粥、红豆沙、豆沙馅，千万不要把它和相思豆搞混了。

红豆富含蛋白质和碳水化合物。碳水化合物主要指淀粉和糖，熬完以后会有糯和沙的口感，糊化或糖化以后，形成一种很甜的口感，所以，它主要是熬来做馅。

红豆薏米粥中的红豆其实是用来调味的，如果想利湿利水，还是不放红豆为好。用红豆跟冬瓜煮汤，主要有利小便、消水肿、解热毒的作用。

还有桂花红豆糕，是用糯米粉、粳米粉加上红豆，加点儿糖，一起蒸熟煮烂和在一起，调和均匀，切成块撒上糖、桂花制成的。

一些少数民族主要用红豆治疗水肿，还有脚气。我分析了一下，他们应该是把赤小豆和红豆搞混了，真正的红豆食疗价值大过医疗价值。

9　赤小豆，利水消肿，解毒排脓

赤小豆跟红豆完全是两个概念，赤小豆是一年生半缠绕的草本植物。我国是赤小豆的原产地，而且是产量最大的国家。赤小豆有很大的药用价值。

很多方剂里都有赤小豆，比如《圣济总录》里有"赤小豆汤"，《伤寒杂病论》里有"麻黄连翘赤小豆汤"，《圣惠方》里有"赤小豆散"。赤小豆主要起利尿通淋的作用，可以用于治疗急慢性肾炎水肿，肝硬化引发的腹水，还有一些热毒内陷，比如腮腺炎等。现代医学认为赤小豆有很好的抗氧化作用和雌激素样作用，可治疗痛风。

赤小豆性平，味甘、酸，归肾经、归心经，主要功能是利水消肿、解毒排脓，可用于治疗水肿胀满、脚气，浮肿，黄疸，风湿热痹。另外，它还能治疗痈肿疮毒和肠痈腹痛。

《神农本草经》对赤小豆的评价很高，说它消热毒痈肿，散恶血，还能治疗烦满、水肿和积的胀满。《食疗本草》提到它能治疗脚气，大腹水肿，疝气，能去关节烦热，令人心孔开，小便不利的食用它能利尿，小便过频的食用它能收涩，止小便过多。

赤小豆不是营养品，是药品。我查了一下，南北朝时期的名医陶弘景说赤小豆能利水，但过多食用会伤到津液，最后让人枯瘦。《食性本草》也说赤小豆久食瘦人，《本草纲目》说赤小豆"其性下行……久服则降令太过，津液渗泄，所以令肌瘦身重也"。

赤小豆的最佳食用量以及黄疸、痛风、风湿关节痛患者对赤小豆的使用，还要进一步探索。以上供大家参考。

10 白扁豆，能治糖尿病，补五脏（臓），治呕吐、泄泻，久服头发不白……

还有一种白豆是白扁豆，个头比较大，有的地方也叫它梅豆，它是豆科扁豆属的一个多年生的缠绕藤本植物。

扁豆开花也很漂亮，有红的、白的两种，扁豆花也是一味经常使用的中药。扁豆的种子就是中药里的白扁豆，有健脾、利湿、止泻的功效。扁豆豆荚嫩的时候可以炒菜吃。

从扁豆的营养价值和药用价值来看，扁豆的蛋白质含量比较高，淀粉含量也比较高，还有一些生物活性。所以，扁豆吃起来比蚕豆糯，扁豆还可以作为营养稳定剂增加黏性，有黏性的东西都有滋补的作用。

《本草纲目》记载白扁豆能补五脏（臟），评价很高。能治疗呕吐，泄泻，久服头不白（总吃扁豆，尤其是黑豆，头发就能黑）。能治疗女子带下；能解酒毒，解河豚鱼的毒，解草木毒；喝了以后能消暑，暖脾胃，除湿热，治消渴；适合糖尿病患者食用。

扁豆花有芳香醒脾的作用，芳香化湿能起到唤醒肠胃、三焦（膲）的功能，把吃进去的阴寒、湿性、黏腻、重浊的食材化掉，温病学派经常用。现代医学认为扁豆花里面含有胡萝卜素、叶黄素，能治疗吐泻、转筋、跌打创伤，这是现代医学的认识，中医还是把它用作补肺、补脾和补肾的食材或药材。

从食用角度来讲，无论是嫩豆荚还是嫩豆子，又或者是扁豆，充分成熟以后的种子，都应该充分煮熟，否则里面的抗胰蛋白酶真的能把你弄得上吐下泻。我经常看到一些食堂出现这种事故，其实就是豆子没煮熟。白扁豆作为滋补佳品，能熬各种粥，做各种清凉饮料，真是不可多得的好食材。

另外，大家知道中医为什么讲豆子补肾吗，老中医告诉你，因为它长得就像腰子。尤其是扁豆，我们说它以形补形。

第 2 章

豆腐的来源

———

我个人认为，人在无意中发现矿石、化学药物的滥用，能使豆腐凝结。而且很神奇的是，当这些有毒的矿物、药物使得豆腐凝结以后，毒性就消失了，反而催生出一种美食。所以卤水豆腐特别好吃，用其他石膏、酸浆点出来的，都不如它好吃。这是一个化害为利，化腐朽为神奇的现象。

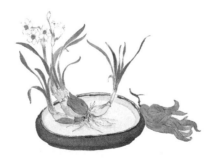

老祖宗怎么发明的豆腐？

咱们的老祖宗怎么发明的豆腐？淮南王刘安召集了一帮能人异士，基本都是道家，他们都在炼丹。刘安及其宾客所著的《淮南子》涉及天文、地理、自然、养生、化学，流传至今，后来他被汉武帝猜忌，之后谋反，最后被杀，但精神文化遗产留下来了。

个人分析豆腐能被发明出来可能有两个原因。第一个原因是在淮南王刘安之前，中医就知道豆浆有解毒的作用。解什么毒？怎么中毒的？古人炼丹的时候，用一些矿石或化学药物，比如硫黄、钟乳石炼丹。矿物药和化学药的毒性、偏性是很大的。在两晋，服食五石散的风气达到了顶峰，但这之前很多人为了所谓的延年益寿就服食化学药。吃完以后产生巨大的副作用，身体会发狂、发热，登高而歌，弃衣而走，大雪天裸奔，睡在冰块上降温；身上长出各种疮和痈，往外"冒火"。所以我们看现存扁鹊学派的一些医案，还有《史记·扁鹊仓公列传》里仓公的一些医案，就有治疗服食丹药以后出现中毒的这些症状。有一个医案我记得很清楚，仓公委婉地劝一个人不要再吃了，说炼的药里有阴阳，用了阳性的矿物药热了以后，会用阴性的矿物药平衡。在错误的道路上狂奔，他做的同一件事可能犯了两个错误。所以当时仓公也很无可奈何地摇摇头，后来那个人死得很惨。

我分析仓公、扁鹊这些大夫曾经用豆浆救过这样的病人，因为他们发现有人中了毒以后，肠胃里火烧火燎地烧灼疼痛，现代科学研究给出的解释是化学药物造成了蛋白质的熟化，其实就是凝固，活活烫熟了。这时一碗豆浆灌下去，那些残留的药物就把豆浆里的蛋白凝固了，从而李代桃僵，替代了对胃肠道的损害。这时可能出现一个奇异的现象，就是这个人被救活了，痛苦消失了，但喝进去的是豆浆，吐出来的是豆腐。这么一说豆腐的来源，没人吃豆腐脑了。很多发明都是无心之得，无心之失。这是我分析的主要原因。

李时珍记载辨别别人中毒以后肠子里有没有痈疮脓肿，就给他嚼生豆子。如果他觉得很甜，就说明还有病；如果一吃，认为豆腥气太浓，不吃，说明里面没有痈肿、痈脓。所以，豆浆变成豆腐，我个人认为，是矿石、化学药物的滥用，无意中发现能使豆腐凝结。而且很神奇的是，当这些有毒的矿物药使得豆腐凝结以后，毒性就消失了，反而催生出一种美食。所以卤水豆腐特别好吃，用其他石膏、酸浆点出来的，都不如它好吃。这是一个化害为利，化腐朽为神奇的现象。

给我这个推断提供佐证的是，我们这个年代的人小时候都看过样板戏，其中有一个戏叫《白毛女》，喜儿过年在家戴着红头绳包饺子，跟她爹杨白劳一起欢庆春节。结果黄世仁进来逼债，让喜儿以身抵债，杨白劳一气之下就喝卤水自杀了。卤水本来是家里备着点豆腐用的，结果他点了自己。这时如果大家有点儿医疗常识，赶紧给杨白劳灌豆浆，然后变成"人肉豆腐机"，吐出来的就是豆腐脑。这就提供了一个佐证，也就是说可能以前人们也发现卤水有剧毒，有些人家里备着这个东西，但后来发现喝完这个灌豆浆能救活，也发现灌完豆浆这个东西变成了豆腐脑，豆腐脑一压就成了豆腐块，这是一个推论。

第二个推论是我们参观自贡的盐井，从地下很深的地方打出来的卤水，含有很高盐分及其他杂质。现在还保留有这个遗址，我想将来带学生去参观。而且自贡也是美食城，去那儿吃肯定不错。卤水打出来以后，为了提纯卤水，把锅架起来，卤井里出天然气，就把天然气点着了，将卤水放大铁锅里熬，最后盐就析出来了。

劳动人民发现要让炼出来的盐不苦不涩，需要在煮的过程中把熬好的豆浆倒进去。这时豆浆自动跟锅里的盐卤发生化学反应，凝结成块，捞出来压成豆腐。而且那个地方打井、拉磨、磨豆子，需要特别多的畜力——牛，所以自贡做牛肉也是一绝，可以用自贡的盐，用自贡的火炖一锅自贡的牛肉。

以上就是我对豆腐来源的推断。

② 腐竹，预防阿尔茨海默病，降低胆固醇，预防高脂血症、动脉硬化

要说豆制品里营养价值最高的食品，应该就是腐竹。我们老家把腐竹叫作油皮，有的地方叫腐皮，有的地方叫豆皮。腐竹是什么样的呢？你们可能见到的是卷成一卷的，我们老家不是，是片状的，摞在一起，特别脆。腐竹在我们那个年代是一个高级营养品，印象中招待贵宾的时候要用到的。大家熬小米粥的时候，如果小米粥够新鲜，没有风化，没有放置过长时间导致营养成分流失，那么熬的时候，上面都会浮起一层膜，黏糊糊的，有人称之为米油。其实它不仅是米油，它是小米最精华的东西，就像我们现在说的蛋白质、脂肪凝结在一起。我们还是学中医那种宏观的、整体的、把握全局的认识事物的方法。熬牛奶的时候，上面也会浮起一层膜，人们叫它奶皮子，其实这也是牛奶里最精华的东西。

我小时候在我妈的老家阳高县上深井村待过，我妈的奶奶家旁边就住着一户磨豆腐的。我那会儿是小孩子，大人盛一斤豆子去换豆腐，我就跟着去看人家怎么磨豆腐。一口大铁锅，锅底烧的柴火根据火候的需要调整，有时添硬柴火，就是木头；有时添软柴火，就是庄稼的秫秸秆。大铁锅做豆腐，需先熬好豆浆，煮沸以后转成小火，这时上面会结一层黄色的

油皮。我现在还记得他们挑油皮的样子，拿一根秫秸秆从边上伸进去往中间不停地插，插到对面，慢慢撩起来，一个半圆形的油皮就出来了，然后夹在旁边晾干。所以我见过的腐竹是片状的，不是卷成一卷的。

大概隔五六分钟可以再挑一张，挑十来张以后，基本上锅里最精华的东西就没了，剩下的开始点卤，待凝结成块后，放到槽里压上石头就变成豆腐了。所以豆腐好不好吃，根本原因在油皮，被挑走的油皮越多，豆腐就越不好吃。所以，当时我跟农场的学生做豆腐，就说做一锅不挑油皮的豆腐，也就是精华还保留在豆腐里。可以在家里自己做油皮，外面的腐竹也不知道是好是坏，毕竟连鸡蛋都能人工合成。所以，好的腐竹有豆香味，还有韧性，有嚼头。现在的腐竹一般都是干的，烧、炒、拌、炖，都非常好。

自己做腐竹的方法如下，先准备黄豆，最好是非转基因的，不那么圆的黄豆。黄豆先泡一晚上，第二天挑去歪七扭八的，然后用料理机或搅拌机打碎。打碎了以后，拿纱布把豆皮过滤出去，剩下的就是纯粹的豆浆。有的地方大规模做豆皮的时候，先经历了脱皮的工序，家里制作没必要那么复杂。过滤完了以后，再拿清水把纱布从外面冲洗一下，获得更多的豆浆。放在锅里先慢慢大火烧开，然后转小火，保持锅内豆浆不沸腾。你就在边上等着，上面一会儿就结出一层膜，一般扒在锅边上，因为锅边温度较高会发生粘边。可以拿筷子从锅边上先戳一圈，让它跟锅分离，然后从中间夹住提溜起来，旁边准备一个晾晒的地方，把它放上去晾干，现吃现做也可以。

我算了一下，基本上一斤豆子能出六到八张腐竹，再多的话，就没法凝结了。剩下的豆浆怎么办？喝呗，也可以倒了。自己做了以后，留着放干燥，以后做菜的时候可以用。另外腐竹一般都用硫黄加工保存。咱们国家制造腐竹的地方有很多，最早是江西。为什么叫腐竹？据说是因为裹成卷的状态有点儿像竹子。

科学研究发现腐竹里含有多种矿物质，还能补钙，治疗骨质疏松，促进骨骼发育，其实就是浓缩的补肾的精华。所以现在吃腐竹，对预防阿尔茨海默病，降低胆固醇，防止高脂血症、动脉硬化，都有一定的功效，几乎适合所有人群食用。但患尿毒症和尿酸高的人不大适合吃豆腐或腐竹，因为肾脏的排毒的能力下降了，再吃豆腐或腐竹补肾，会进一步减弱肾的排毒能力。他们应该吃点甘甜的东西泻肾。

以后，再根据需要讲点儿腐竹的食谱。在我看来这是主食当菜吃，而且是作为一个很高级的菜来吃的一个很好的典范。

3 自己在家做豆腐

下面介绍一下自己在家做豆腐。我小时候看过豆坊做豆腐，现在系统学了以后发现豆坊做豆腐是挺好的买卖，基本一斤豆子要加七八斤水，也就是一斤豆子磨完以后，至少能有七八斤的收入。在家里制作豆腐是我妈教我的。

我妈教我们做懒豆腐，就是懒人吃的豆腐。如果你没有时间或机会买到豆腐，就自个儿做。先用粉碎机打豆子，然后熬豆浆，做出来的豆腐就是懒豆腐。我印象中好像豆粕和豆渣就没分开，反正吃起来跟麻豆腐似的。到北京吃麻豆腐时突然想起我妈做的懒豆腐，吃到嘴里沙沙的。

豆腐分南北的原因是，点豆腐的凝固剂不同。我们都知道一物降一物，其实好几物都能降豆腐，民间有用腌菜的酸汤水当凝固剂的，也有用白醋点豆腐的，还有用石膏点豆腐的，还有用卤水点的。点出来的豆腐各有千秋，我个人不推荐用石膏点豆腐，因为石膏本身是中药，寒性特别大，豆子本身就寒，如果用石膏点，我个人认为不大合适。我们给人退烧的时候用点儿石膏，还得掂量用量，拿石膏点完豆腐，吃豆腐时把石膏也吃进肚子里，我不认同这个方法。

用酸汤和白醋凝固出来的豆腐也挺好，可以做成豆花。但有个问题是豆腐的口感不好，总是酸了吧唧，带点儿腌菜水和米醋的味儿，影响豆腐无味、平和的味道。我个人推荐卤水点豆腐，还有用葡萄糖酸内酯（在食品店、网上都可以买到）点豆腐。国家规定有可以食用的卤水，大家放心用。这两个方法其实代表了一南一北两种风格，想吃硬豆腐（老豆腐），实打实的豆腐，可以用卤水点；如果想喝豆腐脑，就得用葡萄糖酸内酯点。

具体跟大家讲一下操作。第一，尽量选用非转基因的大豆。选五百克黄豆，头一天泡一晚上，泡发以后，用料理机分三四次打成浆。打成浆以后，用纱布过滤，把豆浆过滤出来。留下的豆渣或豆粕别扔，这是好东西，以前会把它压成豆饼喂牲口。这是一个很好的食材，虽然精华都在豆浆里，但对于现在得富贵病的人来说，里面的皮还有纤维是一个很好的食材。

怎么做呢？剩下的豆粕放点儿油在锅里干炒，跟炒豆子一样。炒完以后，在里面放点儿盐、芝麻，炒出来本身就很香，也很好吃。也可以和点儿面粉或土豆粉，加点儿五香粉、盐，做成素丸子拿油炸一下，也很好吃，口感沙沙的。

剩下的豆浆放到一口大锅里用大火煮，上面会有沫，勤着点儿搅动，因为容易煳锅。搅动完了以后，把浮沫撇去，冒泡后，关火降温。我说过怎么做腐竹，自己做豆腐就别挑油皮了，为了豆腐好吃，关火静置，等它自然降温。这时把调好的卤水分两次放入，买卤水的时候有说明书，大概一斤豆子，放两小瓶盖的卤水。记住别一下倒进去，是泼撒的感觉。这时豆腐开始凝固，水和豆腐开始分离，等它静置一会儿，逐渐把分离开的水抓出去，不抓出去也行，用一个底下能漏水的方形木盒，放上纱布或屉布，然后把凝固的豆花浇到容器里，上面再盖上布，压上水盆或石头，这样做出来的叫卤水豆腐。如果在锅里把豆腐跟水分离,把豆腐舀出来放到碗里,这就是豆花。放点儿盐、生抽、醋、辣椒、蒜,这就是拌豆花。我看很多餐馆现场端上一屉豆花给顾客吃,就是这么个做法。这是卤水点的。

同样的方法也可以用葡萄糖酸内酯。先用温水把葡萄糖酸内酯化开,大概一斤豆子用三克葡萄糖酸内酯就够了。提前准备一个盆或锅,葡萄糖酸内酯化开后就放进去。把熬好的豆浆静置一会儿放凉,温度不要太高,85 ℃左右,然后倒在锅里,盖上盖静置十五到二十分钟。再打开盖,水嫩水嫩的一锅豆腐脑就做好了,水和豆腐不是分离的,而是水乳交融。你拿铲子铲一勺,颤颤巍巍地放到碗里,多铲几铲子。再做个卤,往上一浇。南方人吃甜卤,北方人吃咸卤,这就是著名的豆腐脑。

制作豆腐没那么神秘,在家自己动手,丰衣足食,也增加点儿生活的情趣。既能做腐竹,也能做豆腐干,还能做豆腐、豆腐脑,真是无所不能。

我们还需要给豆腐脑调个卤汁,北方的做法是这样的,先切点儿葱末、姜末、蒜末,香菜切段。把木耳泡发,鲜蘑菇不用泡,干蘑菇也是泡好以后切丁,木耳切碎。泡发点儿干的金针菜,也就是黄花菜,再准备一个鸡蛋,还有勾芡用的水淀粉。把猪油放锅里,没有猪油可以用菜籽油。油锅烧热以后有点儿冒烟,就放入葱末、姜末、蒜末煸香,然后把黄花菜、木耳、香菇放进去翻炒,加入开水,再调点儿生抽、盐,勾点儿水淀粉进去,让它变得稍微黏稠一点。最后把打散的鸡蛋液浇进去,搅和以后尝一尝咸淡味,最后撒点儿香菜就可以出锅了,香菜也可以浇汁以后再撒。这就是豆腐脑的素卤汁。

第 ③ 章

初级的豆制品

———

　　所谓初级的豆制品就是从超市或菜市场买回来的豆腐，稍微加工制作一下能让它更好吃。第一个就是冻豆腐，很多人吃了一辈子豆腐也没吃过冻豆腐。

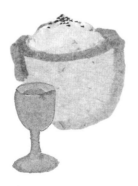

1 冻豆腐

再介绍一下初级的豆制品。所谓初级的豆制品就是从超市或菜市场买回来的豆腐，稍微加工制作一下能让它更好吃。第一个就是冻豆腐，很多人吃了一辈子豆腐也没吃过冻豆腐。

做冻豆腐最好用硬豆腐，也就是卤水点的豆腐，买回家放到冷冻格让它冻得硬邦邦的。

水有一个特别奇怪的特点，普通的东西热胀冷缩，以前绿皮火车的钢轨都有接缝，咯噔咯噔咯噔。为什么咯噔呢？就是为钢铁的热胀冷缩留出空间，不至于热胀时互相挤压变形导致火车出轨。现在技术进步了，全变成无缝的了，坐高铁没有什么颠簸感。但水不一样，冷了以后结成冰体积会变大，冬天很多水管出现爆裂，就是因为水在水管里冻住后体积增大把水管撑破了。以前上物理课学冰山的比例，水面上看是一座冰山，其实露出来的只有约九分之一，剩下九分之八都在水里，这跟水变成冰以后密度增大有关。所以，嫩豆腐也好老豆腐也罢，放到冰箱里冰冻后，体积会变大，就是把原来豆腐里的水变成冰，把孔隙撑大了。之后再解冻，出现两个变化，原来质密细嫩的豆腐变得全是窟窿眼，原来白色的豆腐变成黄褐色。但这时豆腐的吸附性变得特别强，把它切成小方块炖肉或放在肉汤里，它能把肉汤里的脂肪和蛋白吸收进去。你吃一口，滋一口水在口腔里，豆腐变成一种特别筋道耐嚼的食物。这便是冻豆腐的制作方法。

冻豆腐解冻的时候也有办法，跟冻柿子一样，放在冷水里泡着。冻柿子泡完以后表面结成冰壳，里面的柿子就变软化开了，这是利用固体变液体后释放出热能的原理。相反用开水浇的话，效果就非常不好。

在家做豆腐干

第二个就是在家要学会自己做豆腐干，豆腐干可以用卤料卤一下变成五香豆腐干。我们小时候缺肉吃，粗粮里基本上不是纤维就是淀粉，蛋白质含量不高，但人身体需要蛋白质。所以小时候经常吃豆腐、豆腐干，我到现在印象还很深。豆腐干是灰色的，上面有屉布压豆腐的纹路，表面偏硬，削开以后里面还有点儿软嫩，五香味特别令人回味。还可以做成熏干，就是把豆腐做成豆腐干以后拿烟熏，也非常好吃。如果是卤完以后再熏的，口味更独特。

给大家讲一下怎么在家自己做豆腐干。为什么要自己做呢？因为自己做放心，而且工艺也不复杂。一定要买卤水点的老豆腐，水豆腐、嫩豆腐真是没法弄。你买的是鲜豆腐就没事，但如果放了一夜，就得放在笼屉上蒸五六分钟。

第一种做豆腐干的方法如下：一是把豆腐灭菌消毒，二是让内部受热均匀，方便压制。蒸完以后把豆腐先切成薄片，放在很干净的笼屉布上，底下一定要能控出水来，一层一层叠好。上面压个案板，当然也得先盖上屉布。然后上面压上重物，没有重物就放一盆水或弄块石头压上去。压四五个小时以后拿出来，它就变得比较致密紧实，而且里面的水也漏干净了。接下来做卤料，先把葱末、姜末、蒜末炒香，放入开水，开水里放花椒、肉桂皮、八角和香叶，再放盐。然后把刚才压实的豆腐干放进去煮，大火烧开后转小火慢炖，炖一小时捞出来晾干。恭喜你，五香豆干就做好了。无论是凉拌着吃，还是和芹菜或其他菜炒放一起就着吃，都是非常可口的。这是第一种制法。

第二种制法，基本上不用压。这个方法很巧妙，有点儿像中医炮制药物时的九蒸九晒，比如从地里挖回来的生地，跟处理萝卜一样，用底下的根。拌凉生地生吃，作用是凉血、止血，生地性寒。如果你把它拿回来蒸，蒸完以后颜色会逐渐变深，最后变成纯黑色，里面的淀粉、肽类就会发生分解，从苦脆的苦味变成一种甜腻的味道，就变成了熟地。熟地的质地油亮发黑，作用从生地的凉血、止血变成了滋阴补肾、填精益髓，生地变熟地的过程就叫九蒸九晒。另外，何首乌的根或茎挖出来以后，如果没有经过特殊的炮制，人吃完以后对肝的毒害特别大。很多人生吃何首乌，把肝伤了。但何首乌经过蒸晒的处理，最后也会变成像熟地那样的状态，颜色发黑，味道偏甜，而且油亮油亮的，吃这样的何首乌能让头发变黑。

第二种做豆腐干的方法就是三蒸三晒。把老豆腐、硬豆腐切成豆腐干大小的方块，上屉蒸十分钟以后拿出来放在席子上，底部沥水，放在通风的地方，不一定要阳光直晒，就是在通风处给它晾着。晾的过程中隔两小时翻一下身，大概晾四小时，再回锅蒸，蒸完第二遍表皮会由白变黄，由嫩变硬。这时还是用同样的方法拿出去晾两小时后翻一下身，再回锅蒸。蒸完就变成老干豆腐了，不用压，蒸和晾的过程中它就开始紧缩。这时还是如法炮制做卤汁的方法，炒葱、姜、蒜末，放卤料，放盐、生抽，然后把经过三蒸三晒的豆腐干放进去，小火慢炖半小时至一小时，让它入味。起锅捞出来晾干，五香豆干就做好了，这都是劳动人民的智慧。

第三种方法是先卤后压。挺有意思，但我觉得有点儿浪费材料。把豆腐先切成方块蒸一下，然后上卤料，把豆腐放进去煮，千滚的豆腐万滚的鱼，蛋白质含量高的东西不怕炖，越炖越烂、越炖越香。然后把卤好的豆腐一块一块码在案板上，拿笼屉布或纱布盖上，上面压上木板。压三四个小时，五香豆干就做好了。

3. 在家做纳豆

一般立冬以后，南方就开始做水纳豆。其实就是豆子发酵以后，加一些佐料搅拌，一道很好的下饭菜就做成了。我给大家讲过豆子是不好消化的，经过外界微生物参与以后，把里面的东西分解了，替你省了很多事。因为人体需要它，就觉得它很香。

跟大家说一下在家做纳豆的步骤。第一，根据自己的家庭成员数量，选一斤或两斤黄豆，把黄豆放在清水里泡一晚上，泡发以后放到一个锅里，把泡完的水倒掉，放新的清水没过它，大火烧开后转小火慢炖，把它炖烂。这个过程需要四十分钟左右，炖锅不要用铁锅，最好选砂锅或陶瓷锅，隔热、传导效果也比较好。四十分钟以后豆子就熟了，拿起来一捏就碎了。记住这些豆子都要带着豆皮，是完整的，这时把里面煮豆子的水控出来。这个水在没加盐之前喝起来没有味道，加点儿盐特别鲜，但现在还没有到加盐的时候。这时用一个干净的笼屉布，把煮好的豆子包起来，挤出里面的水，但别完全控干。

然后放在容器里，找一个不见光但很温暖的地方。温暖到什么程度呢？温度保持在 30 ~ 40℃ 即可。另外，容器要先拿开水烫干净，屉布要包裹紧，盖好放三天，让它利用自然界的霉菌慢慢发酵。快揭盖的时候你准备点儿东西，拍点儿蒜末、姜末，愿意吃辣的话弄点儿小米辣剁碎，放在一个小碗里，这时掀开屉布就能看到整个豆子上面长了一层白毛。如果长了黑毛、绿毛，对不起，这锅豆子就毁了，千万别吃！我们需要的是有益菌，黄曲霉素是有害菌，吃了会要命的。然后你拿筷子一扒拉就拉丝了，这样纳豆就做好了。它干燥了以后就是豆豉，湿的时候就是纳豆。

其实这时已经可以吃了，但中国人比日本人多一道手续。这时准备一个泡菜坛子，用开水消毒洗干净，把纳豆和辣椒、蒜末、姜末放在一起搅拌均匀，再放点儿盐，然后一勺一勺地把它抾到泡菜坛子里。前面讲过煮豆子的时候剩下的水，把那水倒出来，放进一个干净的罐子里，盖上盖拧紧，放到冰箱里冷藏保存。把纳豆装进去以后，再把煮豆的水拿出来浇进去，给它没上，里面再倒点儿白酒。白酒有消毒和促进发酵的作用。封好口以后，周围倒上水，放在阴凉的地方静置五天，然后打开就可以吃了。豆子完全发酵，姜、蒜、小米辣的滋味和豆子的香味融合在一起，可以直接抹在馒头上吃，也可以作为炒菜时替代酱油的调料。

 # 4 千万不要小看臭豆腐、霉千张

北方也有臭豆腐，是灰色的。小时候不爱吃，岁数越大、肾精流失越多、脑子消耗越多，越爱吃臭豆腐。而且只要抹点儿臭豆腐在馒头里，基本一顿饭就能解决了，这是典型的主食加主食。北京最有名的就是王致和臭豆腐，打开盖满屋子臭豆腐的味道，只要一个人吃，其他人的鼻子都得跟着受罪。

南方的臭豆腐种类更多。湖南长沙火宫殿有很出名的臭豆腐，而且是油炸臭豆腐。有的地方一条街大概十几个摊位全在卖臭豆腐，真是"臭大街"了。后来发现，各地方臭豆腐的制作方法不同，而且都臭得各具特色。我跟梁冬对话《黄帝内经》的时候，就说过臭是入肾的，能起到补肾的作用，千万不要小看臭豆腐。发酵过的豆子是最佳的补肾食品。

还有一个臭的食品叫霉千张。千张其实就是豆腐皮，和豆腐块发酵以后变成的臭豆腐不一样，千张更薄，发酵得更彻底。我在绍兴吃的臭豆腐中就有霉千张，也是臭的，很别致。

臭千张其实是臭豆腐的一种，据说是清朝的时候发明的，我个人认为追溯起来可能更早。千张是对豆腐干或豆腐皮的统称，武汉叫千张、上海叫百叶、扬州叫干丝，各有各的称呼。其实就是把豆腐压得很扁，变成薄薄的一片，这叫一张。要说淮扬菜大煮干丝，就是把它切成丝了。臭千张就是把豆腐皮发酵了。压好的软豆腐发酵成腐乳，而千张是硬的豆腐，是硬豆腐皮发酵，所以它别有风味。本身又韧又硬、有嚼头，还自带臭的风味，所以成了一个著名的食品，也是一道名菜。

它为什么这么受欢迎呢？我个人分析，它压成豆腐皮以后卷成筒子状，增加了跟霉菌接触的面积。比如一块豆腐，上下、前后、左右六个面跟外界接触，里面都接触不到。千张卷成筒子发酵起来更彻底，形成了独特的风味，基本我们吃臭千张的时候都是吃一摞。

豆腐在发酵过程中出现了臭味，现代研究解释是霉菌在分解它的蛋白时把里面的一种含硫的氨基酸水解了，产生了硫化氢，硫化氢的味道其实就是臭鸡蛋味。鸡蛋富含蛋白质，放的时间长了会产生硫化氢，有一种刺鼻的臭味。因为蛋白质被分解，开始是分解成多肽或小分子肽，但最后就变成了最基本的蛋白质的组成叫氨基酸。淀粉是多糖但它不甜，分解成单糖、双糖它就变甜了，蛋白质也是这样，分解越彻底越鲜美，闻着臭吃着香。

闻着臭是气，吃着香是味，气和味是不一样的。很多人对臭味不理解，觉得那么臭的东西怎么能吃？还有人说是不是把鼻子堵住吃就没事了？我认为是徒劳的。鼻咽管是内部相通的，鼻腔里形成的鼻涕可能不从鼻子出来，而从嘴里出来，为什么？就因为有鼻咽管。吃到嘴里的东西，把鼻子堵住，气味也能从鼻咽管上到鼻子里刺激鼻黏膜让你闻到它。外国人吃臭鲱鱼的时候拿夹子把鼻子夹住吃，这很有意思。

臭千张我没制作过，我个人认为第一需要有菌群条件，也就是说有药引子能把菌群引过来；另外，需要适宜的湿度和温度，因为四川宜宾属于川南，气候条件特别适合制作臭千张，其他地方不知道能不能做成功，我们也可以试一试。我的师傅裴永清老师是黑龙江人，他就尝试在自家阳台做东北大酱，结果变成了败酱。原因是菌群不对，气候也不对。

　　制作方法就是把新鲜的压好的豆腐皮卷成卷，不是那种特别严密的卷，就是卷一下、叠一下那种卷，有点儿像回字形。卷好了以后放在合适的架子上，引点儿菌群，保持一定的温度和湿度。过两天再看上面有没有长一层白毛，只要长一层白毛就妥帖了。发酵好以后如果你想吃它，记住一定要用热油炸，炸了再吃。因为豆腐、豆子本身偏寒，能补肾，用热油炸能激发它香味的同时平衡它的阴寒之性。所以，油炸后再加水、料酒焖炒臭千张，一道很好的下饭菜就做好啦。那种香味，还有那软糯、丝滑的口感，让人吃完以后很舒服。这是培养自己肠道菌群不二的方法。

第 ④ 章

臭味相投

———

通过一个人的嗅觉以及嗅觉的偏好，我们能判断出脏（臟）腑的盛衰。然后根据脏（臟）腑是偏盛还是偏衰，来决定相应的补泻。这里给臭正一下名声，推荐几个中国人常见的臭的食品，总结一下我们能吃到的十大臭，排名不分先后。

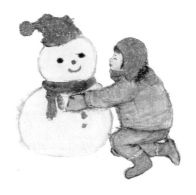

1 酱豆腐

上一章讲了豆制品，把豆子磨成豆粉或豆浆，这个过程只是物理变化，把它做熟了就是简单的蛋白质变性，但豆子里的很多物质是抑制胰腺分泌，保护豆子不被消化的，它很难被消化，中国人用这个方法达到了初级的消化。更深刻的消化，就是在做成豆腐的基础上，又加入了外界微生物，把它变成了发酵食品。

先说下酱豆腐。酱豆腐又分好几种，我小时候在北方吃的是红色的酱豆腐，俗称红方，块儿比较大，方方正正的，上面是红色的。后来又接触了南方的酱豆腐，就是腐乳，块头比北方的小，是白色的，味道更鲜美。后来又接触到湖南辣的酱豆腐，他们叫"猫鱼"。再后来学着自己做酱豆腐，这里跟大家分享一下。

❧ 北方腐乳的制作方法

不论做哪种，南方、北方的酱豆腐用的都是一种叫毛霉菌的菌来发酵。先说一下北方红方的制作方法，选老豆腐切块，切成你觉得合适的方块，然后上锅蒸五分钟，目的是灭一下有害菌，很多人做豆腐长出绿毛、红毛，都是不对的，蒸完放着晾干，这时要做一个播种——买来做腐乳的菌，用冷水化开，把每块豆腐都放入化开菌粉的水里洗一下身子，讲究的话，把泡好的豆腐均匀地铺在干净的稻草上，没有这个条件就用干净的笼屉，一定要没有油、没有生水，生水会带来杂菌，底下一定要透气，摆满了以后放在一个温度为 20 ～ 25℃的合适环境下，不见光，盖好盖，静置三天，静待发酵。发酵以后掀开盖一看上面长了一层白色的绒毛，这就是我们需要的。

然后准备一碗高度白酒（五十度以上），豆腐的毛刮不刮无所谓，就让它在酒里洗个澡，放在一边晾着。这时就要配红曲了，红曲粉能买到，喜欢辣的同学可以放点儿辣椒粉，然后把豆腐的六个面都均匀蘸上红曲粉，按照原来的制作工艺，蘸好以后，选一个开水烫过的、干净的、不沾油的、没有生水的玻璃瓶，把蘸好红曲粉的豆腐块一个一个码进去，盖好盖，同样条件让它自然发酵，需要五天到七天。

七天以后要做一个卤水，有一种用红曲发酵好的米，把它碾碎放在锅里，锅中加水，加点儿料酒、盐、香叶、桂皮、花椒和八角一起煮沸，香气出来后把粗渣捞出去，自然冷却，最后把煮好的水灌满到玻璃瓶里，盖好盖子，再过两天就可以吃自己制作的酱豆腐了。

南方腐乳的制作方法

后来经历多了，见识广了，物流发达了，才发现南方白色的不叫酱豆腐，他们叫腐乳，更好吃。记得有一年我们去海南岛跟老道长学习，我带着厚朴二期的几个同学，我们去了以后假模假式地都吃素，一天行，两天行，到第三天我实在崩溃了，但又不能违背承诺，就记得那天早餐我吃了十块酱豆腐，因为我嘴里没味，特别需要有味之品的滋养，一看原来是豆子做成的，豆子是苦的，是泻心的，所以我印象很深。红方用的是红曲，白色的腐乳有特殊的用于发酵的东西。

下面介绍一下南方腐乳的制作方法。选的豆腐偏嫩，但也不是嫩豆腐，选个硬度差不多的，切成小方块，上锅蒸五分钟，然后晾干。还要准备毛霉菌，用凉水化开，每个豆腐块都需在毛霉菌水中泡一下，再放到阴凉不见光的地方，让它自然发酵。三天以后长出白毛，还是同样的方法用白酒洗个澡，把白毛抹一下，不让它再往毛上长，让它往里渗入，工艺的区别在于不是蘸红曲粉或用红曲米熬卤水，蘸完白酒的豆腐块放到瓶子里。准备葱、姜、桂皮、八角、香叶一起煮汤，卤水里一定要放很多盐，放凉以后除去渣子浇到瓶子里，淹没腐乳，然后盖上盖静置七天到十天，之后你会得到一个很香、很鲜、很咸的腐乳，是非常好的下饭菜。

酱豆腐的简易做法

下面再介绍一个酱豆腐的简易做法，这是湖南的做法，是厚朴二期的李蔚萍同学当年自己做出来然后分享的，我试着做了一下也觉得挺好。湖南制作的酱豆腐叫猫鱼，不知道为什么起这个名，它的特点是不用撒什么酶、菌的粉，单纯通过自然发酵。

方法是这样：把老豆腐切成小方块，晾一下，然后用高度白酒直接蘸一下，再裹上炒好的辣椒粉和盐。盐很重要，里面也可以放点儿花椒粉，然后放在一个干净的、没有油、没有生水的玻璃瓶里，盖好盖放到温度合适、阴凉的地方（20～25℃）让它自然发酵，七天以后打开就可以吃了。

它的特点是没有什么腌料、卤水、酱料，就是一个纯粹的自然发酵的豆腐。平时豆腐只要放的时间长了表皮就会产生一种很黏的东西，其实是有细菌在里面生长，只不过有益菌和无益菌的比例不好把控，所以我们撒菌粉之前上锅蒸、蘸白酒的目的，就是消灭有害菌让它保持干净。这就叫猫鱼。

臭气至少有五种

臭有两个读音，其中有一个是 xiù，有嗅觉的意思。这个字是怎么来的？上面一个自，自就是迎面走过来，你对一个人的第一印象就是他的鼻子，它是象形字，鼻是面中的王，所以自的意思就是你是谁？我，代表自己，就是自己的鼻子。

臭的本意泛指所有嗅觉，闻到的东西，特指一种气味就是臭味。我以前给大家讲过，气和味是两个概念。味是嘴里舌头能感觉到的刺激，粗略地说有酸、苦、甘、辛、咸五种，细致点儿说还有五种：酸涩，甘淡，辛辣，咸鲜，苦焦。但记住这是味，是嘴里尝到的东西。现如今大家都在品味，而忘了有气，我养的猫吃任何东西之前需要先闻闻，气不对它就不吃。

气有哪几种？气，闻到的、嗅到的嗅觉，至少应该有五种。我以前讲过伊尹给汤王讲厨艺，他是从一个厨师的角度来说的。"水生者腥"，水里捞出来的不管是鱼、虾、蟹，基本的味道就是腥味，不论淡水、海水都是腥味，所以有时你去海边，觉得海面上吹过来的风都带着一股腥气，"但久入鲍鱼之肆而不闻其臭"，待久了就不觉得腥；还有你心里特别难受，胃里想吐的时候，特别容易闻到腥味，刚拖完的地上有水你都能闻到腥味，会想吐，其实腥味客观存在，你能否闻到取决于你自己，如果我能把你治好了，你就不觉得腥了。"食草者膻"，吃草的动物，比如羊、骆驼、牛的身上都带着一股膻味，所以现在的人喜欢吃不带膻味的羊，怎么办？一个是吃羊羔，羊羔还在喝奶，没来得及吃草就被吃了。还有现在大多都是饲料喂养，它们不吃草了，草里的生发之气它也存不上，所以羊肉不膻了。但真正补肝气、补肝血、补肝阳的羊肉应该有膻味，而且你特别虚的时候会特别喜欢膻味，这就是客观和主观的区别。"食肉者臊"，臊不是尿臊味，动物园里的狐狸、狼、老虎、狮子，大老远就能闻见它们的臊味，包括以前猎人为了防止被野兽侵袭，会用虎尿泡点儿药带在身边，睡觉的时候把虎尿药往四周围撒一下，其他动物就不敢来。然后就是臭味，臭味是从哪儿来的？大家记住腐臭，因腐而生臭，普通人总觉得屎尿不好，小孩大便也说拉臭臭。庄子说过一句话叫"道在屎溺"，什么意思呢？是说你不要以人的观点去分析判断周围的事物，被你看不起的、被你鄙视的、被你丢弃的东西里就有道，而庄子、老子教给我们一套观察世界的方法，其实这种观察的方法、角度，是一种客观的视角。

有句话叫"天地不仁，以万物为刍狗"，发生地震、海啸、火山爆发后，死了很多人，我们觉得老天爷好像不太公平。

人们好像都厌恶腐臭，其实是不对的。你年轻、肾气足的时候，会讨厌腐臭的味道，小孩子肾精足的时候就不喜欢吃胡萝卜。所以，你小时候讨厌臭味，随着你的生长发育，如果肾气不足，可能就会逐渐喜欢上这个味道，也就是所谓的闻着臭，吃着香。

还有个特点，越健康的小孩子拉的屎越臭，而且拉的屎越粗，你都很难想象，是从那么小的肛门里挤出来的，什么原因？因为他健康，健康的人不需要擦屁股纸，而且很快就拉完了，干净的都不留痕迹。我们现在不行了，粘在马桶上都冲不掉。我说这句话是什么意思呢？不要拿人的喜恶套在老天爷或自然规律上，腐臭的东西自然有它的价值，而且有很高级的价值。

据古籍记载，童子尿有很好的活血化瘀作用，受了外伤以后可以喝几碗三岁以下男孩的尿，有助于身体的瘀血从小便里排出去。《红楼梦》里贾宝玉被他爹打了以后，想喝酸梅汤，结果薛宝钗跟他说，你挨完打，喝这种酸的东西收敛在里面，疮毒、热毒发不出去，会闹更大的病。现代医学也会从孕妇的尿里提取一些激素治病的方法。

另外，关于臭味我还要跟大家说，刚排出的新鲜粪便的臭味不算臭，不是正经臭，被微生物发酵过的粪便，而且发酵度比较高的粪便才是正经的臭。现在大家没有概念了，大家都用的是冲水马桶，我小时候用过旱厕，屎拉到坑里，通过小粪坑集到大粪坑里，农民驾着粪车拉走，旱厕的味道应该是正味，是发酵以后的粪便的味道。大家可能认为动物或人的屎尿都有利于庄稼的生长，其实不是。如果没经过发酵，拉出来的粪便能把庄稼"烧死"。小时候家里的院子种过西红柿，我有时早晨就给西红柿"施点儿肥"，结果发现被我尿过的叶子全部变得枯黄，"烧死了"。所以，中国古代的粪便是经过发酵的，发酵过程中，粪坑表面会结一层厚厚的皮子，我们叫粪皮子，粪皮子容易导致发酵不全，所以隔三岔五就得用根棍子把粪皮子挑开，这根棍子就叫搅屎棍，给大家科普一下。你们心里还对臭有抵触，我现在就告诉你们，要以客观的角度来看待这一切，不要吐。

被你们厌恶的东西，恰恰是救你们命的东西

发酵过的粪便有什么好处？第一个好处就是解毒。我跟梁冬对话《黄帝内经》的时候就说过，当时唐山大地震的时候，部队冲上去抢救伤员、搬运尸体的时候很多人中了尸毒，尸体高度腐败发酵的臭，要比你闻到的所有臭味臭一百倍，闻了那个味会让你觉得生无可恋。当时有位老班长有经验，他让大家找个旱厕，然后拿搅屎棍子一搅，搅出味道后让大家狠狠地深呼吸，再去搬运尸体，当时就这班战士没有病倒，没有中毒。我说这件事，大家都觉得不可思议，后来又有个验证，厚朴五期有位同学叫王寒冰，2008年他正好在川大上学，他是共产党员，地震以后他报名参加志愿者搬运尸体，他说当时带队的有一个经验丰富的老师教他们，睡在粪坑边，在粪坑边吃饭，然后用粪坑里的水涂抹身上接触过尸液的地方，不然尸体流下的水，滴到哪哪就烂。他说在那里待的那些天，在粪坑边吃饭，吃了吐吐了吃，就那么过来的，听得我都觉得恶心。但我告诉你们，被你们厌恶的东西，恰恰是救你们命的东西。所以，臭对身体元神的保护，气的保护，身体的保护，是难以替代的。

另外，大家都知道中医有味药叫人中黄，还有味药叫人中白。人中白是尿池子里刮出来的尿碱，用来配药，可以"返老还童"，很多男性性功能缺失以后就缺这种东西，这叫人中白。中医有一个很好的壮阳和养生的散剂叫龟龄集，里面就有人中白。把甘草绑在竹筒里，浸到粪坑里，甘草本身不接触粪汤，但它接触里面的气，然后用里面的甘草煮水，给严重消化不良的人喝。因为肠道菌群完全消失了，肠道黏膜脱落，想让他恢复正常的肠道菌群，只有用同气相求的办法，服用粪坑里泡的东西。当然以前也有用金汁，就是粪坑里捞出汁给人喝，大家都觉得恶心。

还有一个方法叫粪便移植。我们发现老年人患重病，或者老人将死的时候，肠道菌群是完全不一样的。我伺候过我爸，我爸病重的时候拉出来的屎，就不是正常的味道，那叫恶臭。所以医生才存在想把健康、壮年人

的粪便，移植到老年人的直肠或结肠里的想法，但这又犯了个错误，如果你不改变生长环境，移植进去好的菌也存活不了。为什么长出恶菌？因为环境有问题。但大家想一想，如果把两个手段结合起来，通过中医的治疗改善了升结肠、横结肠、降结肠、直肠的基本状态，然后把健康有益的菌放进去，这个人是不是就活了？而且肠道菌群直接影响人的大脑和智力。所以我个人认为，我们说的七魄，其中有几个魄在某种程度上说就是肠道菌群，当它们离开你、弃你而去的时候，你就失魂落魄了，就开始失忆了。《黄帝内经·灵枢·天年》中说，人活到八十岁就"魄离""言善误"，意思是魄没了，说话前言不搭后语。

自然界存在很多味道，当然这里我们漏掉了香味，大家好像都喜欢香的东西，不见得。等你真的有病、肝火旺的时候，闻见香味是要吐的，觉得眼睛胀、眼睛干、眼睛疼。但这并不见得是哪个味好与不好，人特别虚弱的时候，就特别喜欢闻腥味，越闻越舒服。

所以，通过一个人的嗅觉以及嗅觉的偏好，我们能判断出脏（臟）腑的盛衰。然后根据脏（臟）腑的偏盛偏衰，决定相应的补泻。这里给臭正一下名声，推荐几个中国人常见的臭的食品。总结一下我们能吃到的十大臭，排名不分先后。国外的鲱鱼罐头就算了，咱没吃过，也不想吃，肾没那么虚，普通的这点儿臭就能满足咱们的需要。

下面介绍几种臭味的来源和制作方法，以及食疗和营养价值。

② 臭豆腐，闻着臭，吃起来香

说一下臭豆腐的制作方法，不一定在家自己做，怕臭的全家人都讨厌你。但作为一个美食爱好者，了解一下它的制作流程和工艺，对理解食品还是有帮助的。北京臭豆腐的来源，据说最早是一个南方过来参加科举考试的叫王致和的人带来的，他考试落榜后就在北京摆摊卖豆腐。有一天他的豆腐做多了，没完全卖出去，只好加点儿盐腌着，结果创造出一个新的产品，就是臭豆腐。

其实臭豆腐是酱豆腐深度发酵以后的产物，因为它的菌是一样的，都是毛霉菌。另外用盐腌制后创造了厌氧的环境，不利于其他菌群生长，只利于毛霉菌的继续分解和发酵。臭豆腐被分解以后，闻着臭，吃起来香。

南方臭豆腐有两个代表，一个是长沙火宫殿的黑方，做出来的臭豆腐是黑的；还有跟北京一样的灰方，两者的卤水有点儿不一样。

先说一下王致和臭豆腐的做法。王致和臭豆腐用的是卤水豆腐，先切成方块，然后上屉蒸，蒸完以后抹上用水稀释好的菌，让它自然发酵。三天以后用白酒把长毛的豆腐块蘸一下，码在干净的玻璃瓶里，这时需要用卤水浸泡。卤水可以从网上买。

比如绍兴出的臭卤水，是用苋菜梗做的，泡出来的卤水是最臭的。南方土地卑湿，卑是地势偏低，处于江河下游，湿气比较重。北方人过去以后，山岚瘴气，引发各种瘟疫，大都活不长，其实根本原因就是北方的肠道菌群不适应南方的生活。这种土地卑湿也不可能改变，在卑湿的条件下会滋生各种菌，我们就干脆选一个对身体好的菌，让它繁衍，然后控制局面，把有害菌全干掉，这是中国人生存的一种智慧。

豆腐码好以后，如果没有卤水，就用香料煮开了放盐，冷却以后浇到玻璃瓶里。先腌满豆腐块，然后上面滴上几滴白酒，密封好了以后放在阴凉的地方发酵。大概需要二十天，臭豆腐就能完全发酵好。如果有卤水，这个过程就会缩短，买的苋菜的卤水直接泡进去，需要七天到十天就做好了。这是我们说的王致和臭豆腐，颜色是发灰的。

火宫殿的臭豆腐制作卤水的工艺跟绍兴的不一样，黑色有两个来源，一个是豆腐不用蒸而是用煮，煮的水里放了红茶。把切好的豆腐块放里头先煮一遍，煮好的豆腐就有点儿上色。另外准备一个泡臭豆腐的卤水，卤水怎么做呢？选用黑豆和黑芝麻，加上冬笋、干的香菇，再加泡好的鱿鱼干，也就是说通过豆子、芝麻、香菇、笋的发酵是一方面，为了增加蛋白质含量，要放鱿鱼干进去一起发酵。

先把黑豆和黑芝麻炒香，加水后再加入冬笋和香菇干煮开，水开后放凉，然后放到一个罐子里，闷二十多天卤水就做成了，又黑又臭。然后把用红茶水加点儿料酒煮好的豆腐块码放在一个盒里，把黑的臭卤水浸泡进去，把豆腐都淹没，再放七天，这时出来的豆腐块就是黑亮黑亮的。

在火宫殿我也吃过油炸臭豆腐，是另外一种风味。做臭卤水，有的地方用干豆豉，在网上也可以买到，大家可以尝试着做一下。

另外市面小吃摊上经常卖的炸臭豆腐，有的也不是真正的臭豆腐，是把新鲜豆腐油炸以后捅上窟窿眼，然后把买的现成的臭豆腐，比如王致和臭豆腐捣成浆化成水，再加点儿调味料，浇在现炸的鲜豆腐上。吃起来有臭豆腐的臭味，但吃到嘴里的是新鲜豆腐，爱吃辣也可以放点儿辣椒酱。以后会推荐这道菜。

3 臭鳜鱼，"腮红鳞不落"

说一下臭鳜鱼，现在很多臭鳜鱼都是预制菜。点完这道菜，五分钟就上菜，上菜速度很快，因为它是预制菜，其他菜很早前做好了是缺点，但臭鳜鱼提前做好是优点，因为这样发酵程度高。臭鳜鱼是安徽的一道名菜，古代的安徽交通不方便，但人文、商业都很发达，为了保存食材，诞生了很多腌制菜、"发霉"的菜，其中最有名的就是臭鳜鱼。现在很多人想吃臭鳜鱼，是想吃臭鳜鱼的味儿，商家给新鲜的鳜鱼抹上臭豆腐，加点儿其他香料腌一两个小时，就说这是臭鳜鱼。

因为当时没有冰箱，无法保持食材新鲜，只好把不好保存的鱼作腌制处理，让它自然发酵，出现臭味。臭味是鱼的蛋白质被分解以后出来的气味，与此同时鱼肉也是很好消化的。新鲜的鱼抹上臭豆腐吃，我不知道他是怎么想的。有的饭馆为了卖钱，自个儿来不及腌或者空运也来不了，就那么做，这完全是糊弄人。

现在很多饭店为了节省成本，准备了大量的预制菜，急冻、速冻就在那搁着，食客点菜后就用微波炉一热，锅上一翻炒或屉上一蒸就端上去了。我真的很反对预制菜，这跟吃剩菜、剩饭没啥区别，甚至比那个还恶劣，但我唯一不反对的预制菜就是臭鳜鱼，只要你是真正使用古代的工艺，不加任何化学的成分的，自然发酵成的，包装好运过来的。

这样的臭鳜鱼是可选的，可以点的。臭鳜鱼的臭味我说了不是外加臭豆腐产生的，而是自然发酵产生的。腌制臭鳜鱼，要选新鲜的鳜鱼，但它有个特点就是去鳃、去内脏（脏），但不去鳞。为什么不去鳞？别问我，就是老祖宗留下来的做法。晾干水分以后炒一些细盐和花椒，就这么简单，也别上辣椒粉，安徽人不见得要吃辣椒。均匀地抹在鱼的身上，有的鱼身上要改花刀，然后把椒盐抹进去，有的就直接抹在鱼鳞上、肚子里和脑袋里。

一般这种鱼都要一剖为二分成两片，但互相还不分离，有的还留着肚子。鱼收拾好以后，一条一条码放在木桶里，上面压上木头盖子，再压上大石头，放在通风阴凉的地方。

一般是七天到十天，夏天短一点，冬天长一点。中间需要给鱼翻一下身，每条鱼都得翻身再重新压一下。七天到十天以后臭味、香味就出来了，这才是臭鳜鱼，再到厨房加工烹饪一下。发酵好的特点叫"腮红鳞不落"，意思就是鱼肉发红了，但身上的鱼鳞一点都没脱落，真正做菜的时候还需要把鱼鳞刮掉，在腌制过程中，鱼鳞到底起了锁住水分、保护菌群还是什么作用，不得而知，但咱们还是要尊重传统，尊重自然。

4. 螺蛳粉的臭，喜欢的人喜欢得不得了

下面介绍一下螺蛳粉，螺蛳粉之臭的灵魂在于里面的臭酸笋。螺蛳粉的臭，喜欢的人喜欢得不得了。

2021年10月，我应邀去广西巴马参加健康养生的国际论坛。先是到南宁，到广西中医药大学吃他们的药膳，做得非常好，还参观了几个特别有特色的民族医药的医院，看活水蛭吸血。在当地吃到了螺蛳粉、老友粉。

其实我对螺蛳粉不陌生。十年前我在龙头公寓，位于华威桥的东边，办公和住都在那儿。华威桥的西边就是广西大厦，广西驻京办、河南驻京办都在那儿，所以我们经常去广西大厦吃螺蛳粉。我一直很好奇臭是怎么来的，还以为是螺蛳放坏了，后来了解到那个臭不是螺蛳带来的。螺蛳是熬高汤的时候熬进去了，所以你在吃螺蛳粉、老友粉的时候，看不到螺蛳。

螺蛳粉的臭味其实是酸笋带来的。酸笋怎么制作呢？在广西有特殊的制作方法，现在也申遗了。我原来一直认为是春天、冬天有竹笋，冬天蓄积能量在土底下，蓄势待发，春天冒芽，其实我还是孤陋寡闻了。

在南方一些地方四季都有笋，所以四季都出产笋。但有鲜笋吃，人们觉得还不够味，就选用了一个很好的利用外界微生物发酵的方法，使笋改变了它的属性。

我以前讲过，冬笋补肾、春笋补肝，发酵以后有了酸臭味，使补肾、补肝的能力得到了更大的提高，也创造出一种独有的风味，所以喜欢吃螺蛳粉的人欲罢不能，不喜欢吃的人闻到便想吐。

酸笋的制作过程特别有意思，不管是哪个季节采到的笋，不管是细的笋尖，还是粗的笋，切块以后码放在一个坛子里，不能见油。但这个东西不怕生水，就把笋码进去，而且加水就加自来水、生水，不加任何盐、香

料，什么都不加，然后盖上盖儿密封。

坛子沿灌上水，一旦没水了，还要继续把水加满并且保持密封，保持跟氧气隔绝的状态，放二十天。我后来一想这不就是沤坏了嘛，把笋沤臭了，事实上并非如此。掀开盖以后臭气就出来了，尝一下笋是有酸味的，但酸里有回甘，吃到嘴里会有香味，然后跟米线也好，菜也好，肉也好，配在一起做，确实风味比较独特。这就是我们说的广西的螺蛳粉，广西也分好几个地方，好像柳州的叫老友粉。

⑤ 臭冬瓜，著名的"三霉""三臭"之一

下面说一下臭冬瓜。我去绍兴开会，参加古越龙山酿酒节，结果吃到了著名的三霉三臭。三臭就说到了臭豆腐，还有两个就是臭苋菜和臭冬瓜，臭冬瓜我没吃到，臭苋菜我吃了。用特别粗的苋菜梗作发酵处理，发酵好了以后梗还是硬的，但里面的东西就变得稀烂松软，然后一嗦，一嘴鲜美的汤，真是臭到了极致。

我倒不是说让大家自个儿在家做，只是了解一下沿海的一些做法。苋菜一定要等到成熟以后食用，它的梗比较粗，差不多有指头粗细，细的如小指，粗的有大拇指这么粗，梗是硬的。

剪下来去掉枝叶，就留一个梗，洗干净切成段，放到锅里煮熟。五分钟左右，然后码放在干净的容器里。其实宁波人家里基本上都有一个卤水的瓮，就是多年的陈卤。每码一层都撒点儿粗盐，然后封好口，保持干净、干燥，放在阴凉的地方。

一般三天，里面就泛出了白花，再翻一下，大概七天就能吃到臭苋菜。我去绍兴品尝了，确实好吃。以前看一些美食家说苋菜怎么臭、怎么

好吃，确实梗是硬的，放到嘴里一嘬，里面质地柔软，臭气伴着香气，跟果冻一样的东西吸到嘴里，再吃点儿米饭真的很香。

另外臭冬瓜也是这样，去皮去瓤，把冬瓜放在水里焯一下，过一下水，煮五六成熟，捞出来晾干，也放到有卤水的瓮里，撒上粗盐，盖上盖，过三五天就可以吃臭冬瓜了。

我个人认为在北方这么做就臭不起来，顶多腌成了咸菜或酸菜。只有在南方潮湿、卑湿之地才能诞生这种菌，产生这种味道。

6 虾酱，人间美味，想想都香

下面介绍一下虾酱，臭鱼烂虾的传言古已有之。虾的蛋白质含量很高，但经过捣碎，盐腌发酵以后，蛋白质分解的鲜味就出来了，但同时伴有刺鼻的臭味。虾酱抹在贴饼子上，再卷根大葱，是人间美味，想想都香。我第一次吃虾酱是在胶东，玉米面饼子蘸上虾酱，再嚼一根大葱，真是很完美。

虾酱闻起来味道是有点儿臭的，但吃到嘴里真的很香，以前人们都用臭鱼烂虾形容一个东西不好，那是因为以前的保鲜技术差，没有冰箱冷冻，所以很容易腐坏，"入鲍鱼之肆，久而不闻其臭"，闻习惯了也不觉得臭了。但虾酱的营养价值确实很高，我们认为虾肉的蛋白质含量也很高，是"精"很足。

很多人吃完虾过敏，其实就是你的身体化不了它。化不了它以后就成为异物、异类，成为致病的因素，身体跟它干的时候，就会出现痒、灼热、风团，有的人还会发烧，甚至上吐下泻，所以中医把虾称为发物。

大病初愈的人，体内有邪热、有伏火的，虽然烧退了，但"炉烟虽熄，灰中有火"，稍微吃点儿营养价值高的东西，就起来闹事了，所以很多人对虾心有余悸。我一个小学同学后来学了西医，当了很好的西医。有一次我们回大同聚会，一起吃饭，他还叮嘱说自己对海鲜过敏，我们点菜的时候都很注意。但最后上汤的时候，里面好像有虾，他没注意喝了一口，一会儿就不行了，得上医院，一看好像嘴唇都肿起来了，确实很恐怖，是异体蛋白过敏。但虾如果经过微生物发酵以后，蛋白就会分解，替我们身体节省很多能量，我们要消化蛋白的话，需要分解蛋白酶，需要肠道菌群，如果这个工作在身体以外就完成了，就节省了我们很多的元精和元气。

虾酱的做法是这样的，可以选择河虾，也可以选择海虾，但一定要是小虾米，小虾米还要新鲜，买回来以后挑拣一下，然后用干净的清水反复冲洗，冲洗好了以后，以前人是用石杵石臼杵烂，现在倒是方便了，人们就用料理机，直接放进去打成泥，之后放到一个干净的不沾油、没有生水的瓶子里。放进瓶子之前，用细盐搅拌均匀，大概就是一斤虾兑一两盐这么一个比例。然后装瓶，装完瓶什么都不用放，有的人说放香料，真的不用，虾酱就是这么做的。盖上盖，不谈密封不密封，盖上盖放到阴凉的地方即可。基本三天以后虾酱就做成了，打开以后会有一股臭味，但吃到嘴里会很香，如果清洗干净，杂质处理得好，香气会更浓郁一些。

有的人喜欢虾酱炒鸡蛋，我个人认为有点儿太阴寒了。一般虾酱炒辣椒，虾酱拌香菜、葱白和凉菜吃，都是很好的下饭神器。

⑦ 北京豆汁，豆汁腿子

接着介绍一下北京豆汁，很多人说它的味道不是臭，而是馊，闻起来更让人觉得恶心。喜欢的人叫它豆汁腿子，不喜欢的人闻着味就想吐。

简单介绍一下豆汁的做法，家里也可以自己做，很简单。我以前讲过北京豆汁用的是绿豆，前一天把绿豆选好泡一晚上。把豆子捞出来用豆浆机打碎。打碎以后用纱布过滤一下，把里面的皮、豆渣过滤掉。其实跟以前做豆腐用的豆浆一样，就是绿豆的浆水，如果不嫌麻烦，可以反复再打一次，再过滤一次，把绿豆浆过滤出来，剩下的绿豆渣可以拿去做麻豆腐。绿豆豆浆静置沉淀，大概半小时到一小时以后，它就分层了，底下一层绿豆淀粉就沉淀下来了。

这时不管它，把上面一层浆水倒出来，这就是用来做豆汁的原料。选一个不沾油、没有生水的容器，然后把豆浆水放进去。如果家里有以前喝剩下的豆汁，放进去做药引子。如果没有也没有关系，把它密封盖上盖或者用塑料薄膜封着，室温放三天，啥也不放，换句话说，就是放馊了。如果有药引子，可能放两天就可以了。三天以后掀开盖，基本能闻到酸的、馊的或偏臭的味。这就是豆汁的原料。

准备一口锅，里面先放一点水煮开，这时先把豆汁倒进去三分之二，要不断地搅和它。火改成小火，要保持它快沸腾，但还没沸腾的状态。眼看它要翻滚了，就把剩下的三分之一的豆汁舀进去。这么做的目的就是让它不至于火大了以后被烧焦，也不让它因火力不足而产生分层，让里面的悬浊液永远保持混合的状态。

这是煮豆汁的经验，最后关火静置一会儿，就可以喝豆汁了。舀到碗里喝，闻着有一种酸、馊或臭的味道，但喝到嘴里确实有一种酸甜和回甘的味道。

一般北京人是夏天喝豆汁，清凉败火，但现在来讲，在冬天吃得比较油腻的情况下，我们也可以熬碗豆汁喝。因为绿豆是苦的，喝豆汁是标配，要做点儿咸菜，再炸个焦圈，这都是火性的、油性的，跟绿豆做一个小平衡，这就是中国人民古老的智慧，而且就这么吃就好吃。

8 臭大酱，比起一般的酱闻起来好像略微臭一点，但吃起来还是很香的

我以前说过，我的师傅在阳台酿酱，结果臭了。那就是败酱，没法吃了，菌就不对。真正的臭大酱比起一般的酱闻起来好像略微臭一点，但吃起来还是很香的。我在日本的时候，吉林的两个女同学给我带了小包装的臭大酱，我做炸酱面的时候，就把臭大酱放进去了，结果特别有意思，油炸完以后，臭味就没了，留下的全是香味，用臭大酱做的炸酱面被一抢而空。

9 松花蛋，很好的开胃菜、下饭菜

松花蛋倒不是利用细菌发酵，鸭蛋用秸秆、稻草秆裹上石灰，石灰见水以后会发热，通过热传导让里面密封的蛋白和蛋黄变性，蛋白变成琥珀色，晶莹剔透，上面还有花纹，而里面的蛋黄变成灰黑的稀汤。打开以后确实有一股不是很浓烈，但淡淡的臭味。这个臭味跟臭豆腐、臭鳜鱼的味道是一样的，也是里面含有硫的成分和氢离子结合变成硫化氢的味道，是一种臭鸡蛋味，但它不是那么臭。松花蛋的制作是一个很神奇、很古老的工艺。

我在 2001 年、2002 年的时候教了几位德国学生，其中有一位女学生叫 Leslie，她的父亲或是爷爷曾经以外交官的身份来过中国。她回家以后跟家里人说："哎呀，我在中国吃过几千年前的鸭蛋，味道跟我们的 cheese 一样。"后来她跟着我学中医，她去餐馆想点几百年前的蛋，没点上，就

问我有没有这个？我说："我知道，你说的是松花蛋。"所以我就带他们去吃。端上来她还觉着挺恐怖，说肯定是蛋放坏了才变成这样。但吃一口以后，觉得美味得很。

我小时候看我爸做饭，帮我爸剥松花蛋的皮，不太好剥。我爸教我拿一根缝衣服的线，一头手拽着，一头拿牙咬着，然后把松花蛋用线一勒，一分为二，再分成四份，帮着摆盘，我就偷吃一块。放点儿醋、姜末，这确实是一个很好的开胃菜、下饭菜。这也是一个臭味的来源。

10 优质奶酪，一大坨能换一辆很高级的跑车

其实，奶酪的味道并不是很冲，一般的奶酪经过发酵以后会长出绿毛，变得有点儿酥烂，但这个没那么腻，非常好消化。臭奶酪在国外卖得很贵，据说一大坨能换一辆很高级的跑车。我国的进口食品中就有奶酪。

我最早吃奶酪是在必胜客的比萨中。我毕业后在东直门附近工作，东直门外开了当时第一家必胜客，那会儿吃一顿必胜客，两三个人得花四五十块钱，很贵了。我们一个月才挣八十块钱，好像吃顿必胜客就很高级，跟现在去高级西餐店吃牛排的感觉一样。当时对厚厚的发面饼，还有上面那层拉着丝的奶酪印象很深。

后来知道奶酪其实是一个不太好消化的东西，它是从牛奶里提取出来的，想要变得好消化的唯一的方法就是发酵，发酵以后表皮、里面长出了绿毛、蓝毛或其他颜色的菌。我比较喜欢的是一种经过发酵，但没有太多菌斑，变成有点儿像稀汤的软软的奶酪。口感好，而且吃了以后也不觉得

很腻。另外感觉好的就是标价最贵的，里面有绿色块的，这种奶酪已经不是黏稠的，而是颗粒状，酥软的感觉。

奶酪夹面包、饼干，一吃真是回味无穷。后来我们有了西餐课，又学了品红酒，一口红酒一口奶酪，当下酒菜。这是外来品种，我们一般都是吃素、吃种子的，对奶制品还是尝尝鲜，开开眼界，了解一下就可以，没必要跟风。另外特别臭的奶酪我也没见过，现在见的、吃的没觉得有多臭。

11　榴梿，水果之王

榴梿被称为水果之王，我到现在也不知道它为什么叫水果之王。据说水果皇后是山竹。榴梿是热性的，人吃完以后会上火，山竹是寒性的，所以你吃的时候就一口榴梿，一口山竹。吃荔枝也是，一口荔枝，一口荔枝皮，都是搭配着来的。任何一个植物百步之内会有解药，如果吃一个东西中毒了，在周围画一个百步的圈，在里面爬一圈，闻闻哪个香，一吃或许毒就解了。

榴梿的气味确实很冲，给我的感觉就像熬了一锅臭豆腐。臭豆腐臭就臭吧，凉着吃。我个人认为臭味是自然界存在的一个东西，而且对应身体里的大肠，我们排的便是臭的。如果你特别讨厌臭味，觉得呛脑门子，想吐，说明身体不太需要这个味道。也就是说你的肠道菌群工作是正常的，能提供足够的腐化、发酵的营养。当你闻着臭，但吃得很香，也没那么抗拒的时候，说明身体需要。所以，我们应该根据自己的具体条件，适当地在饮食里加上这种气和味。

为什么说臭味通大肠呢？大家都知道，肺和大肠相表里，而且肺开窍于鼻子，鼻翼两侧有个重要的穴位——迎香穴。为什么要吃臭的？香到极处便是臭，臭到极处便是香。它是一个味道，只能说是味道之一。当一个人失去嗅觉以后，身体里一些消化器官工作不大正常。我治过很多失去嗅觉的人，他们闻不到香味，消化腺分泌不起来，肠道菌群也不能被唤醒。

有个成语叫食指大动，出自古代一个典故。有个小国王在宫里煮好吃的，招待底下的大臣，有位大臣在去宫殿的路上食指就开始抽动。人说，你为什么抽动？他说，今天国王肯定要请我们吃好吃的。食指就是手阳明大肠经循行经过的地方，起于食指内侧指甲端，止于迎香穴，沿着胳膊，过肩膀，过脖子上来。这个故事挺有意思，后来国王故意刁难他，让他闻得见味，不让他吃，然后他食指大动，强行去吃，最后被砍了。这个故事里蕴含着身体的奥秘，内在是有关联的。所以，我们经常闻这些味道，能提高消化和化腐朽为神奇的能力。

另外临床经验也告诉我，很多失去嗅觉的患者治疗逐渐起效以后，他们都是从闻见臭味开始恢复嗅觉，然后能闻见香味，烟味或其他味道。我治过一个失去嗅觉十多年的患者，她恢复后第一次闻见的是孙子便便的气味。有个患者去停车，停车场一般都有下水道排污的井口，他停车下来以后，恢复后第一次闻到的是污水井里反出来的味道。还有一个患者更神奇，他到尼泊尔还是不丹去了，突然失去嗅觉，后来我把他治好以后，他恢复后第一次是闻到烟呛鼻子的味道。不管怎么说，都是闻到了味道，嗅觉的恢复代表魄力的回归。

以前尽管卫生条件差，但有一个好处就是时常能闻到一种发酵的臭味。现在卫生条件好了，人基本闻不到臭味了。别以为人闻到拉屎的臭味就是闻到了臭味，那不是我们说的臭味，真正的臭味是发酵以后产生的臭味。

第 5 章

干果：出身是果肉，
而不是果实

———

　　干果，我们吃的是果肉。果肉新鲜的时候，我们叫水果；干了以后只能叫它干果。所以，它的出身是果肉，而不是果实。

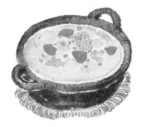

我在秋天介绍了水果，在冬天应该介绍坚果，但中间有个过渡——干果。干果的概念有点儿混乱，我看很多人把瓜子、花生都归到干果里了，我认为这完全是一个错误的理解，不能因为它是干燥的，就叫干果。

干果，我们吃的是它的果肉。果肉新鲜的时候，我们叫它水果；干了以后只能叫它干果。所以，它的出身是果肉，而不是果实。后面会讲到坚果，植物会把它最宝贵的种子用坚硬的壳包起来不让人吃。那些色彩鲜艳，闻着香，吃起来甜，让你上瘾的植物，都是勾引你去传播人家的种子。

干果的进一步加工、发展就形成了现在市场上能见到的蜜饯和果脯。这是在没有冰箱、没有罐头之前，中国人保持水果营养成分的一个很好的方式。后来水果罐头出现了，物流发达了，北方人也能吃到新鲜的水果，所以蜜饯和果脯就逐渐消亡了。但作为一个很好的点缀生活的点心，还是要介绍一下。

① 枣，《伤寒论》113 个方子里，近 1/4 有大枣

首先介绍干果里最重要的一个品种，枣类。枣很有意思，很难说嚼一口枣后满嘴汁液，它本身比较干。采下来以后，果肉逐渐干燥，而且紧实，形成了独有的风味。

特别是大枣，在中医里的应用非常广泛。我们统计了一下，《伤寒论》113 个方子里，近 1/4 有大枣，生姜和大枣经常同时出现。另外，大枣作

为胃黏膜的保护剂，当我们不得不吃一些对消化道有刺激性、腐蚀性的中药时，基本都用枣肉包裹着它，吃进肚子里。以前治疗阿米巴痢疾，我们用鸦胆子。鸦胆子的腐蚀性比较强，举个例子，如果脚上长鸡眼，抹上鸦胆子就能把它腐蚀掉。你就想想把鸦胆子吃进肚子里会腐蚀成啥样，所以古人用枣肉包裹着鸦胆子吃。还有一个特别的方子，能治胸腔里的积液和肺里的积水，这个方子叫"十枣汤"，用的三味药包括甘遂、大戟、芫花都是毒副作用比较强的，最后用枣熬成汤送服，避免毒副作用对身体的伤害。

下面介绍一下大枣的品种和不同枣的营养价值。枣在中国栽培的历史非常长。按现代科学分类，它属于鼠李科枣属的乔木，也有灌木。乔木跟灌木的区别就是有没有主干。枣耐旱，对土壤的要求比较低，所以在中国很多干旱贫瘠的地方都有枣树。

北京的枣树种得非常多，1995 年，我跟一位同事租房。在宽街的一个四合院有两间北房，那个院子里就有一棵大枣树。一般枣树是五六月份开花，八九月份结果。我们经常说一句话，有枣没枣，三竿子。到了枣熟的时候，就要拿竹竿打枣。邻居打下枣了，端一盘子给我们送来，我挺感动。

枣这个植物，它的果肉和果实在古代一定程度上是当粮食来对待的。第一，栽培的数量多。第二，产量大，而且产量也稳定，不像庄稼遇到洪涝、旱涝灾害，一年就没有收成。枣也有大小年，但总的来讲比较稳定。枣打下来是新鲜的，可以吃它的脆劲。但很少人那么吃它，为什么？因为我们都吃过脆枣，有的人吃完以后容易胃不舒服，一个原因是枣皮特别难消化，另一个原因是糖分还没完全转化，里面还是生硬的、扎的、蠕得慌的那种感觉。所以，吃脆枣的人吃几口也就得了。

真正对枣的利用，就是让它自然萎凋或晒干，晾干以后变成深红色。那种深红色就是枣红色，是中国人特别喜爱的一个颜色，关云长的红脸就是枣红色。枣的果肉经过日晒或风干，里面的甜度就会增加。比如山东乐陵和河北沧州出的金丝小枣，拉开以后能拉出糖丝，甜度高。老百姓早前会把枣剥开，晒干，然后碾碎，把枣皮剥掉或过滤掉，留下来的叫枣面，在饥荒年代可以用来充饥，可以充当粮食的替代品。枣含糖量高，里面的果肉纤维容易产生饱腹感，确实是一个很好的救荒、赈饥类木本食物来源。

枣皮是最难消化的，很多人吃完枣以后，会拉出枣皮。吃枣最好的方法就是把枣弄熟。一般北方蒸枣馍，蒸完枣馍以后，再烤枣馍，把枣蒸熟再烤焦一点，这样容易被人体消化、吸收。还可以做成枣泥，把枣蒸熟以后捣烂，然后把干硬的枣皮过滤掉。枣泥跟红豆沙馅一样，我们做点心的时候，经常会用枣泥做馅。每到冬天熬滋补的膏方时，我们给女生用的阿胶中就会用到红枣。现煮枣不方便，而且量也跟不上，一般我们就会去买现成的枣泥。

枣最早是被用作药材的，枣含糖量高，在北方是一个很好的即食糖的来源。一方面可以用它保护胃气，快速提高气血水平，是救急的；另一方面，枣可以用来缓和有毒或性格比较猛烈的中药对胃肠道的刺激，这在《神农本草经》上都有详细的记载。《神农本草经》对大枣的评价很高，说它"主心腹邪气，安中，养脾，助十二经"。也就是说中药有特定的靶向，有归经，大枣是十二条经都能进去。"平胃气，通九窍，补少气、少津液，身中不足，大惊，四肢重，和百药。"它能温养人的血脉，快速提高血糖水平。人受了大的惊吓以后，出现四肢沉重，都可以用这个药。另外它跟甘草一样，起到调和百药的作用。《神农本草经集注》说它能解乌头，也就是附子、天雄的毒气。《名医别录》说它"补中益气，强力，除烦闷，治心下悬"。我给大家介绍过一个著名的方子，是一个甜味的安慰剂叫"甘麦大枣汤"，里面用到了甘草、浮小麦和大枣。后世都认为它能补津液，除掉心腹里的邪气，通过煮食补肠胃。

煮大枣的时候一定要讲究，《伤寒论》"方后注"里提到要掰开它。如果把圆咕隆咚的一个大枣煮进去，皮对它是一个强烈的保护，得不到内在的营养成分，所以一定要把它掰开。

现代医学研究发现，大枣的补血作用特别好。体质热的人可以喝点儿茶，茶性偏寒；体质虚寒的人，应该喝姜枣茶。十几年前在北京电视台我给大家推荐过姜枣茶，有些人爱喝可乐，还喝冰镇的，喝到最后痛经就吃布洛芬，等于是错上加错。

最早我发现这件事是在一家山西面馆，有一大壶的姜枣茶。我说："怎么会有这个？"人说："这是我们山西的老规矩，我们那儿都喝这个。"山西出很好的大枣，有一种枣叫壶瓶枣，有鸡蛋那么大。这个大枣配上姜煮，就是辛味的东西加点儿甜的反佐，这是一个矛盾的统一体。南方人吃姜糖，我们就喝姜枣茶，这是一个很好的搭配。女性想让自己暖和一点儿，想让自己的脸色好看一点儿，想让自己不痛经，就别喝冷饮，别吃冰棍、冰激凌，可以喝点儿姜枣茶。

另外大家学过中医都知道，中医讲中正平和，任何事没有绝对好或绝对坏。前面讲了这么多枣的好处，是不是有人可能会直观认为，每天吃个枣，健康活到老？咱们要讲逻辑、讲理论、讲经验。

有个成语叫"囫囵吞枣"，中国人很早就发现水果其实对身体是有害的，特别是吃甜的东西对牙齿不好，所以有人就说枣吃多了牙齿会松动、脱落，有个聪明人说："哎呀，我能不能吃枣的时候，不让枣碰到牙齿，囫囵吞进去，这样牙齿就不坏了。"想法很奇特，但是并非如此。吃甜食损害身体，并不是因为你吃糖，糖粘在牙上，它就不好了。而是吃甜食以后，改变了体液和血液内的糖含量，身体就处于一种糖过量的状态，就像培养基滋生了细菌和病毒。如果整个体液变得糖含量高，身体会出现几个问题：一个就是出现痈肿、疔疮，另外会出现龋齿和牙周病。外面细菌那么多，为什么就在你的牙龈、牙齿上？就是因为你的身体提供了一个培养基，就是负氧化。

有的人会说要不直接吞进去，这样做体内的含糖量仍旧会升高，身体还是会出现问题。所以，不要简单地认为是牙齿沾到了甜的，牙齿才变坏的，而是身体整个变得不正常了。我为什么总建议大家多吃点儿苦？吃苦是对甜的一个抗衡，多吃点儿苦能固肾、坚齿。

② 酸枣：养肝、宁心、安神

下面介绍中药里著名的枣——酸枣。我小时候吃过一个很奢侈的小吃叫酸枣面，现在想起那个东西还觉得酸得不行。有一次我们去旅游走过一家小商店，里面居然卖酸枣面。我就买了一块拿塑料袋捧着吃，哎呀，还是小时候的味道。酸枣面就是酸枣的果肉制成的，而里面的种子比它更有营养价值和药用价值。果肉是酸的，但果仁不是酸的，是辛味的。

说起酸枣，其实它有另一个名字——"棘"。大家可能没见过酸枣树，酸枣树不是乔木，是偏灌木，很少见到那种有主干的酸枣树，上面有很多刺，所以它经常被人砍下来做栅栏，做院子的围墙，想穿过就得冒着被扎很多刺的危险。中医讲观察植物的形态特征，就是说长刺的这些植物都是疏发、宣泄、疏肝的能力比较强。有一味中药叫钩藤，收敛、回缩、降血压的能力比较强。

这里主要说酸枣的肉。酸枣一般野生的多，它跟枣其实是同一个科属，经过各种选种、嫁接，最后演变成了甜的枣，但最原始的品种还是酸枣，之所以叫酸枣是因为它的果肉是酸的。《神农本草经》很早就对酸枣仁有记载，说它能养肝、宁心、安神。但我们发现，有时把它的果肉和果仁的作用混淆了，比如果仁是酸的，那肯定是不对的，果仁微微带一种辛味的甘甜，而果肉是酸的。

讲干果主要说它的果肉，果肉就是酸枣面。可以说酸枣是北方人的乌梅，梅花虽然经霜傲雪，但在中国还是南方种的居多。我在日本的家里就有几棵梅子树，后来我带了几棵枣树的苗也种在汤河原海景学堂里。枣树的枝干比较坚硬，以前给老人做拐杖，一般都用枣木。酸枣是灌木，刺多，很难找到大块的料。

南方人一般把梅子干燥，烟熏以后制成乌梅，可以泡酒、泡茶、煮水、做酸梅汤。北方人对梅子使用不多，但酸枣面是做调味剂的一个主要来源。酸枣在中国北方，太行山地区种的特别多，它的特点就是果皮、果肉比较薄。

我们现在很难吃到酸枣面，因为没等酸枣熟，它就被人摘下剥壳弄种子了。因为睡不着觉的人太多了，酸枣仁现在价格特别高。以前人们宣传酸枣仁能治肝血不足引起的失眠，但不是所有的失眠都起效，心火旺的人吃酸枣仁就没有效。

酸枣肉可以敛汗、收心神，还有止咳生津的功效。

说起酸枣其实还跟扁鹊有关系，扁鹊是河北鄚县人，他治好了赵简子的病以后，在河北受封了几千亩地，就是现在的河北内丘。我专门去扁鹊庙参拜过。他就因地制宜地在当地种植了很多酸枣树，用它的果肉和果实给人治病。所以，现在说起酸枣面和酸枣仁的产地都离不开河北邢台。

酸枣面的制作方法

秋天把酸枣采回来以后，先晾干。在冬天选最冷的一天，用石碾子压干透的酸枣，一压果肉就裂开了，果核也出来了，然后把果核挑出来，可以敲开里面掏出酸枣仁卖钱。留下酸枣的皮肉趁着天冷多压几遍，然后用细箩筛下细面，这样，粗的压不碎的果皮就留在上面了。只有特冷的天筛酸枣面、压酸枣面才不会黏，不会糊。

酸枣面有一个特别神奇的特点：吸附，筛好了以后就放在那儿，它会结块。这时你当食品、做饮料都可以，可以说是一个固体饮料。我们以前都吃过酸梅精、橘子精，颗粒状的往杯里一倒、开水一冲就是酸梅汁、橘子汁，但里面全是科技狠活。酸枣面直接是固体饮料，一年四季都可以食用，只要嘴里没什么味道，想吃点儿酸甜的东西，直接抄一勺，然后用开水一冲，加点儿糖、不加糖或加点儿蜂蜜都行，一喝健脾开胃、生津化食，还能消暑解毒，真是一个很好的零食。

另外推荐一下现在可能被人忽略了的酸枣的叶子。酸枣的叶子是一个很好的茶叶，现在不被重视了。酸枣的仁和叶子都有很好的安神和助眠的效果，值得开发利用。

3 话梅，生津止渴

话梅是夏天芒种前后，把南方熟了的黄梅采摘下来，经过加工腌制做成的。黄梅采下来以后洗干净，放到一个大缸里，用盐水泡一个月，然后取出来晒干。晒干以后再漂洗、晒干，然后用糖腌制，再晒干。反复多次形成一个肉厚，而且脆嫩，甜酸味都有的话梅。

为什么叫话梅？因为这个东西是给讲评书的先生润口的。有个成语叫望梅止渴，因为古代没有很好的冷藏保鲜技术，就用这种腌制的方法保存梅子。比如冬天说书，说书先生口干舌燥，喝水也不解渴，吃不到新鲜梅子的时候，就把话梅含在嘴里，各种酸咸的味道一刺激，唾液一分泌，就可以继续讲下去。我跟大家说过解渴的原因是生津止渴，望梅止渴不是真的喝到了水，而是听到了人说前面有梅子吃，条件反射之后舌下分泌唾液，起到了止渴的作用。

我爬山的时候，带我们爬山的龚老师嘴里就会含一块麦冬或西洋参。原来看那些跑马拉松的人都在路边喝水，我认为这是不正确的，喝进的水很难转化成体液。所以以前的人长途行军的时候嘴里含一块麦冬或西洋参，这都能生津止渴，含话梅也是一样的。

加工的工艺基本上大同小异，先是用盐腌，再脱盐，然后用糖去腌。糖里有时会加点儿甘草，甘草的甜是另一种甜。有的还会加一些香料，比如肉桂、丁香、茴香粉，然后就用这些糖和香料浸泡梅子，最后把它烘干，成品包装。梅子经过加工，就从水果变成了干果。

李时珍在《本草纲目》里说梅，能入血分，能健脾胃、滋润肺、收敛肺气，还能止血、消肿、解毒、生津止渴，还能治长期的咳喘、拉肚子。

④ 乌梅，主要作用是药用，而不是吃

乌梅跟话梅不一样，话梅是当小吃的，乌梅是药用的，制作方法和工艺也不一样。先选用成熟、新鲜的梅，选好的梅子用清水洗干净，挑选出坏果。把它控水晾干，主要是通过烘烤把梅加工成乌梅。烘烤的灶是用竹子做的，烧的是竹炭或竹木，用黄泥封好。用竹子制成平排的烘架，下面用两根竹子固定，就形成了烘笼。然后把梅子放在烘架上，底下点燃竹木或竹炭，火和烟就吸入炉灶里。一开始用猛火烧，然后用文火，要烘焙十二个小时左右。自然降温，降温以后再做第二次烘焙。让它们分开，然后把水分含量高的放在下层，水分含量低的放在上面，最后上面盖好麻袋。这样进行循环烘烤，基本烘干到手触上去感觉干燥了，摇动时里面的核会发出响声，就完成了，这时梅子的颜色已经从金黄变成了乌黑。

乌梅的主要作用是药用，而不是当吃食。它的主要药用价值是能快速刺激胆囊的收缩，分泌胆汁，所以古代有乌梅丸治疗蛔虫，蛔虫在肠道乱钻有时会钻到胆囊口，痛得能让人手脚冰凉昏过去，我们叫蛔厥。这时就用乌梅丸，君药是乌梅，加了一些辛温、辛热、刺激的干姜、细辛、肉桂等药，就能温暖肠道，让蛔虫回到肠道里，通过肛门排出去。现在大家卫生条件好了，营养也好了，得寄生虫病的人比较少。我们小时候身体里都有过蛔虫，都拉过蛔虫，很恶心。乌梅就能缓解，快速让胆囊分泌胆汁。

乌梅还有收敛心神、收敛肺气的作用，还能止汗。现代科学研究乌梅能加快人体内的乳酸代谢，所以吃的是酸的还能让乳酸快速代谢出去。另外，孕反的孕妇，还有肝火旺、肝阳上亢、血压高的人，晚上睡不着觉的人，凌晨一点到三点就醒来的人，都是肝气不太收敛、肝血不足，我们都可以用它收敛。

我们熬酸梅汤也会选用乌梅。因为乌梅被烟熏过以后会有一种苦味，我们会在酸梅汤里加点儿生山楂，用生山楂带来那种天然的酸味增加一些口感上的层次，这样熬出来的酸梅汤再加点儿冰糖和代代花就是一个很好的生津止渴、清凉解暑的药材。所以，乌梅是一个很好的干果，也是一味很好的药材。

⑤ 无花果偏甜，糖尿病病人要少吃

我很早就听说过无花果，对这种树和果实比较好奇，没花怎么能结出果？第一次吃无花果是在一个外国人家里，1993 ～ 1995 年，我在北京东直门医院工作，筹建外宾门诊时经常接触一些外国的病人，我有时被邀请到他们家里做客。一些来自阿拉伯等国家的人，他们对甜品的嗜好简直令我瞠目结舌。我吃到过的躺了吧唧的，甜到身体发麻的食物都是从他们那吃的。那是我第一次吃无花果，而且吃的是干果，真的很甜。

后来，我了解到无花果是一种小型的灌木，无花果对土壤条件、温度要求不是很高，容易成活，而且结的果也很多，所以在国内有很多地方种植。

无花果很有意思，它是雌雄异株。我们的形体结构课、按摩课的陈维礼医师给厚朴院子里种了十几棵无花果树，但很遗憾我们院子底下都是建筑渣土堆起来的，所以树不好长，最后都没成活。但我在日本种的无花果结果了，我吃过鲜果，有点儿像小鸭梨，掰开以后里面粉红色的瓤吃一口真的很甜。

我就好奇，无花果为什么没有花。经过学习和研究才知道是心里开花，我们吃到的外面的皮不是果肉，吃到的瓤也不是果瓤，我们吃的其实就是它的花，外面其实是它的花托。怎么里面开花呢？是因为它是雌雄异株授粉的。它在肚脐眼或屁眼那儿有个口，有一种特别小的蜂专门钻进去采蜜，出来以后跑到别的无花果的肚子里授粉。所以，我们吃了半天吃的就是无花果的花。

无花果结的新鲜花朵或果实就可以吃，其实它更广泛的运用是晾干、晒干以后形成的干果。干果的运用范围就更多了，作为小吃，可以摆在盘子里随时供人品尝；还可以泡水泡茶作为饮料，不用另外加糖，因为无花果本身就很甜。

现代科学研究发现无花果除了营养价值很高外，也有很好的药用价值。有人说它有抗肿瘤、提高免疫和镇痛的作用，这是他们的认识。中医认为无花果能健胃清肠、消肿解毒，而且在治疗一些痢疾、便秘、痔疮，包括咽喉肿痛方面，都有很好的效果。还有开胃和驱虫的作用，经常用于治疗食欲缺乏、消化不良、乳汁不足和咳嗽多痰。

《滇南本草》里说，通过外敷可以治疗一切无名肿毒，痈、疽、疔、癫、疮、癣。但说的不是无花果本身，而是摘无花果的时候它的梗分泌的一种白色的汁，这个白色的汁可以涂抹在皮肤上长痛、疽、疥、癞、疮、癣的地方，还有扁平疣上面，能腐蚀剥落这些东西。所以，这是一个很好的外用药，跟它的果肉和果实是两回事。《江苏植药志》里说，鲜果的白色乳汁外涂祛疣，就是扁平疣，千万别以为它的果肉抹上去能治疣。

总的来说，无花果偏甜，糖尿病人要少吃。所有的这些水果、干果都是做精神解馋、过瘾、怡情的东西，别当饭吃。

⑥ 罗汉果，止咳化痰，润肺清咽

罗汉果是一个典型的南方干果，它是葫芦科的藤本植物，攀缘类的。大家要学会老道长分析药物的方法，攀缘类植物一般都入肺，对肺和大肠有功效。它跟猕猴桃一样是雌雄异株，有的地方把它叫神仙果，夏天开花，秋天结果。广西桂林的永福县百寿镇，罗汉果种植最多。罗汉果是国家批准的药食两用的材料，主要功能其实就是入肺，止咳化痰、润肺清咽。

现代医学说它营养价值高，含有维生素C、果糖，这些就不说了。我最早知道罗汉果是通过用药，我们治疗一些干咳，体内有燥痰甚至咳血的人时会用到，一般药物没啥效果的时候就想到了罗汉果。据了解，当地人一般都用罗汉果的干果泡茶喝来预防或治疗一些燥咳，使用的历史传统都很悠久。北方人要了解一下南方药物的特点，比如我推荐的广东的五指毛桃、土茯苓，都挺有意思。

罗汉果一般熟了以后是绿色的，经过烘焙加工让它的含水量变低，糖化充分，这叫后熟发汗。放在通风阴凉的地方翻动，在室内、室外都行，然后在烤房烘烤。第一阶段一般是 40 ～ 50℃低温烘烤，维持两三天，让水蒸气排出；第二阶段温度提高到 60 ～ 70℃，再烘烤两三天；第三阶段温度降至 55 ～ 60℃，这时果实中 20% ～ 30% 的水分都蒸发了。然后通过自然降温就可以出烘房了，传统的工艺是这样的。现在是通过一些低温干燥的方法，效果比原来的更好一些，甜度也会更高。

第三代罗汉果培育出一个新品种，没有绒毛，避免很多细菌或病虫的生长，吃的时候霉变的概率就会降低。给大家推荐罗汉果是因为里面有一种天然的甜味剂，比蔗糖的甜度高好几百倍，很多不愿意吃糖的人可以用这个弥补一下对糖的渴望。

现代医学证明，罗汉果对肺病、支气管炎、高血压都有显著的疗效。中医认为它能清热解暑、化痰止咳、凉血、润肠生津，是一个很好的干果类的饮品。

我对代糖的看法是否定的，但我有一种感觉，只要让人体感受到甜，身体就会产生一系列反应。所以，罗汉果当药用平时喝一点可以，它里面的甘露醇有止咳的作用，还能提高渗透压，缓解脑水肿，降低颅内压，利尿。

另外，还开发出一种罗汉果健身茶，对大肠的影响非常好，中医认为它有养阴润肺的功效。现代医学证明它有甜味，但不会令血糖升高，这是一个挺好的结合。现在开发出来的罗汉果的饮品、食品非常多，但我还是那句话，太甜的东西不管它含不含蔗糖，对脾胃好，对肾就差一点。寒凉体质的人，如果你喝罗汉果茶的时候觉得不舒服可以加点儿姜片。我不同意天天把这个东西当茶喝，毕竟是南方的东西，对体质热、燥咳的人有效，体质寒或痰湿重的人还是要慎重。

果子干，满足一下小确幸的精神需要

下面介绍一道老北京的饮品，叫果子干。我跟梁冬对话《黄帝内经》的时候说过，北京有句俗话叫"乱配果子干"，这也是一句口头语，什么意思呢？北京人在冬天有一个特殊的饮品，就是果子干，里面用的是什么呢？柿饼、杏干、杏脯，有的会加点儿梨片或藕片，把它煮烂，放凉了撒点儿桂花喝。

还有一种说法是北京人在夏天也喝这个东西，把柿饼和杏脯放在一起，把它杵得稀烂，温水泡一晚上，用冬天在护城河里挖的冰，冰镇着喝。但由于冰镇着喝，加上温水泡了以后没有消毒，很多人喝完果子干以后出现严重的腹泻。所以说不要乱配果子干，如果你配的果子干消毒不到位，煮得又不彻底，乱加了一些冰块进去，最后会导致身体出现麻烦。

我还是倾向在冬天吃果子干。以前水果不容易保存，物流也不发达，在冬天很难吃到新鲜的水果，就用干果或果脯煮好了吃，回味一下水果的味道，满足一下相思之情。夏天遍地都是水果，何必熬干果吃呢？

果子干我后来考证，好像在呼和浩特也有类似的做法，他们说是经商的人带过去的，或是回族的团队带过去的。我对这些有点儿研究，很多喜欢吃甜品、果品的人基本老祖宗都是从中亚、西亚过来的。作为土生土长的中国人对甜味不那么嗜好。呼和浩特的做法跟北京的做法一样，都是柿饼先熬烂，果脯熬得不是很烂，加点儿糖、桂花放凉了喝。随取随喝，是一道很好的酸甜的饮品，满足一下小确幸的精神需要。

8 山楂，消食化积，泻肝，补肺，收敛心气

以下讲的干果都是作为食用和药用，而且有的是药用偏多。

第一个讲山楂，这两个字一说出口或一听到就觉得嘴里酸得慌。山楂是一个大家耳熟能详的食材，我们小时候都吃过山楂丸，消食化积。大家喜欢它，因为它好吃，甜甜的、酸酸的，有营养，味道好。

还有人会联想起冰糖葫芦，我先澄清一下，我们吃的冰糖葫芦一般是用山楂树的一个变种叫红果或山里红做的。如果说两者有什么异同，共同点是按植物学分类来看它们是同一个科同一个属，都是蔷薇科山楂属，是一种落叶乔木。不同点是山里红是山楂的一个变种，就像枣一样，红枣、大枣、金丝小枣其实都是从酸枣演变过来的。但几千几万年了，酸枣还是那个样，皮薄、肉薄、果核大，而红枣就被人为筛选、嫁接变成枣核小、肉厚、个头大，从药用的果实变成了食用的果实。山里红也是这样，先把这两个品种区分开来。

从外观来讲，山里红的个头比山楂大，掰开看山里红的果肉比山楂厚。另外山楂的果实是深红色，上面有一些褐色或白色的星星点点，一看颜色也不一样，这是它们的一个区别。山楂有很好的药用价值，味道酸又甜，酸味的东西有三个功效，对脏（臟）腑的影响，第一泻肝，第二补肺，第三收敛心气。酸味药补肺气，倒不是用山楂，我们主要用它泻肝。

泻肝是什么意思？当一个人肝气、肝阳特别亢奋、亢进的时候，表现出来就是面红耳赤、脾气暴躁、摔摔打打、骂骂咧咧，血压也偏高，走路都是跟跄着往前冲的感觉。这种人有的是天生脾气大，有的是后天喝酒，有的是滥用药物，造成自己肝气、肝血都亢奋的状态。包括以前说酒壮怂人胆，本来是个蔫人，喝了几两就发酒疯，这就是我们说的肝气、肝火上

亢了，这时需要用酸的东西去平抑压制它。中医的五行就是这么来的，就是说酸能泻肝，这是一条思路。比如我们平时用的白芍、枳实、枳壳、乌梅，这些酸味的东西都有收敛肝气的作用，这是酸的意义。

另外酸还有一个开闸放水的含义，比如正常人分泌了胆汁，储存在胆里，吃了酸的东西就能影响胆的括约肌。胆囊有个通向十二指肠的口，控制它的肌肉叫 Oddi 括约肌，一吃酸的东西，胆囊的口就会打开，让储存在胆囊里的胆汁进入十二指肠，胆汁消化脂肪的功效就发挥出来了。所以，大家吃酸的东西时觉得能解腻，或者吃了很多油腻的东西，就想吃点儿酸的，就是这个原因。

泻肝和开闸放水有类似的功效，但它是有限度的，因为胆囊每次储存量就那么多。吃点儿放点，放完了没了，就放不出来了，这时再吃反而起到了收敛的作用，所以前提是有条件的。

另外酸味的东西需要一些辛味的药做反佐，防止它开泻、开发、生发、舒张过度，所以酸味的东西经常跟一些辛温、辛热的药配伍，起到活血化瘀的作用。很多人说山楂也能活血化瘀，其实它是配合活血化瘀药一起发生作用，不要把团队的作用理解成个人的作用，这就是我说的山楂泻肝的道理。

山楂被广泛应用在中药的临床实践上，首要作用就是消食化积。我们一般选用生山楂，在药店里都能看到，切成片状的山楂果实带着籽，表皮也是红的，吃到嘴里是酸酸甜甜的。跟它一起搭配的，还有两味药也有消食化积的作用。一个叫生麦芽，这个麦芽是大麦芽；还有一个叫神曲，神曲是用中药和面粉加酵母一起发酵形成的，发酵以后烘干就叫神曲。人出现食积症状以后，一般都是这三味药一起开，叫三仙。

如果觉得这个人脾胃有点儿寒，我们一般通过炒制，赋予这三味药温热性以后一起开，方子里就会出现炒三仙。如果这个人有食积，还有很严重的腹泻，拉得都有点儿站不起来了，这时就用焦三仙，炒得有点儿焦乎。如果病人不是拉肚子，又有食积，大便不通，这时再加一个炒槟榔，炒三仙就变成了炒四仙。给大家普及一下中医的基本常识。

山楂我们平时怎么吃？山楂一般我们能吃到的，一个是山楂罐头，把山楂果肉浸在糖里面吃，这种炮制方法让它的甜度压过了酸度。还有我们说的红果罐头，我小时候在山西大同城区二十三校上学，还要定期参加学工学农劳动，其中一个学工劳动就是到大同的一家食品厂，大同人叫蛋厂，可能之前是加工鸡蛋的吧。

我记得厂子离学校不远，穿过城墙往东走一截就是，我们进去以后帮助做红果罐头。每人拿一个像小锥子一样的工具，但锥子不是实心的，是一个半圆形带尖的，有点儿像洛阳铲。拿一个红果往底部上一插，然后一旋，里面的核就出来了。在长把的地方再一插，一旋，一个空心的果肉就算做成了，运到车间，最后煮熟或直接拿糖装在罐头里。我们还在这个厂包过水果糖，糖纸一人发一摞，一块糖放进去，两边一包，一拧就变成了水果糖。

另外山楂还能做成一个很好吃的食品，叫果丹皮。说起来可能跟我年龄相仿的人对这个有印象，果丹皮就是把山楂煮熟了以后过滤掉它的皮，加一些藕粉或其他琼脂、果胶，把它碾压成片，这个片比较厚，一卷一卷就放在那儿，可能还得加糖，算一种风味小吃。还有一种加工制作方法就是做山楂糕，山楂糕的做法跟果丹皮一样，只不过它做得比较软比较厚，里面也要加一些藕粉、琼脂或淀粉，然后蒸熟切块，一块一块的叫山楂糕。还有我们常见的糖葫芦，不用把籽去掉，直接拿根竹签穿心而过，麦芽糖或冰糖放锅里融化以后，把串好的山楂往里一滚就裹上，冬天也是北京的一景，冰糖葫芦又酸又甜。总体来说，山楂作为食品或药品，都是一个口感极好的东西。

下面介绍一下中医、西医，包括现代科学对山楂的认识。现代医学认为山楂含有很多有机酸，能增加胃酸的强度，从而提高胃蛋白酶的活性，促进蛋白质的消化，吃完以后能增进食欲。还能缓解痉挛时胃的紧张状态，而且有双向作用。如果是特别松弛的平滑肌，山楂能让它兴奋。另外山楂能促进胆汁的排泄，所以能提高消化功能。现在认为山楂能显著地降血脂，能缓解动脉粥样硬化，其实动脉粥样硬化就是脂肪在血管里的沉积。所以，山楂能抑制胆固醇的合成，对预防心脏（臟）病也很有好处。

另外山楂能增强心肌的收缩力、排血量，还有抗氧化作用，就是我们说的活血化瘀或配合辛味药起活血化瘀作用，是一种佐证。它主要的健胃消食、消化肉积，促进胃肠道蠕动的作用，确实是通过科学得以验证的。

中医的一些观点给大家讲一下，陶弘景记载山楂的叶子、果实煮水，能治疗中毒后身上长疮。《唐本草》说它压汁服，能洗头，能治疗身上的疮疡。到后期大家都认为它消食积、行结气、健胃宽膈，而且消血痞气块，特别是吃完肉以后造成的积滞，山楂是首当其冲，原理我也跟大家讲了。

但山楂也有不好的地方，任何东西都有利弊，吃多了山楂对牙齿不好。而且没有食积的人吃完以后容易产生烦躁的感觉，其实就是身上没油，非要从肠里刮油，那这就不好了。所以后期人们总结，山楂吃多了会耗气、伤牙齿，空腹或羸弱的人、病后身体虚的人要少吃。

9 山茱萸，出名是因为"六味地黄丸"

下面介绍一个著名的干果叫山茱萸，也叫山萸肉。用它的果肉，不用它的果核，因为果核的性质跟果肉正好是相反的，有的地方把它直接叫枣皮。

说起茱萸，我们都想起王维的诗《九月九日忆山东兄弟》，"遥知兄弟登高处，遍插茱萸少一人"。很多人就把茱萸解释成了山茱萸，其实不是，这个茱萸是吴茱萸。吴茱萸是一个特别辛热、辛辣的药材，也叫越椒，是浙江地区出产的一种花椒，四川叫蜀椒或川椒。早在辣椒没有传到中国前，调味品主要是蜀椒和越椒，吴茱萸是一个很好的调味料，而且吴茱萸的枝叶都很辛辣，所以在古代芳香避讳，预防瘟疫的时候，都插这些东西。

有个故事叫橘井泉香，古代一个仙人告诉村里人要来瘟疫了，说是把陈皮放到井里浸水喝，就能预防瘟疫，留下这么一段佳话。后来我的老校长龙致贤教授写了"橘井泉香"，现在还挂在浙江桐庐桐君山桐君祠里，我一有机会就会去浙江参拜一下。所以，古人用芳香避秽，鸣放鞭炮，硫黄的火药味祛除瘟疫的方法是有历史、有传统的。

山茱萸生长在山区，而且它的适应能力特别强，生长繁殖能力也都很好。南阳其实算是秦岭的余脉，桐柏山、伏牛山上生长着很多山茱萸。我们那年去的时候看山上挂满了红果，他们说这是山茱萸，我说药房见的山茱萸都是黑紫黑紫的，怎么这是红的？后来才知道它结出来的果实是红色的，但经过烘干晾晒以后就变成紫黑色的，味道特别酸，但那种酸不是涩人的酸。当地老百姓把它叫作枣皮。

山茱萸出名是因为六味地黄丸，里面有两味药是补肺气的，一个是山茱萸，一个是山药。大家都知道六味地黄丸是补肾的，然后就把山茱萸也说成是补肾的。其实人们不知道中医的组方规律，"虚则补其母"——肾虚了以后，除了用熟地这些药补肾，还要用补肺的一些药物，山茱萸的味道是酸的，略带点儿甜，所以它的主要功能是补肺气。泻肝的作用有没有？有，配合一些辛味药治疗风寒湿痹。收敛心气的作用有没有？也有，但主要作用是补肺气。它补肺气的作用受谁的影响比较大？受厚朴的祖师爷张锡纯老先生影响比较大。张锡纯老先生是一个实践家，以前是儒生，当过老师，但他熟读经典，能在临床中灵活使用经典，而且善于总结。他讲肺气极虚的人，用一味山茱萸就能缓解，所以他就用山茱萸救急，治疗一些大气将脱，后天之气快没了的人。

后来有一位老中医，名为李可也是实战派，去世有十年了，我跟老爷子还见过面。老爷子抽烟，活到八十多岁。他也是在一些临床救急的病案中大量使用山茱萸。我在临床上用山茱萸救急，发现能快速缓解人的气短乏力、喘息的症状，患者喝进去以后有一种这口气终于吸到肚子里的感觉。

我以前讲课最多的时候一天讲八小时，而且还连着好几天讲，那会儿真是年轻气盛不要命。回到家里，据我爸妈说，一头栽到床上，连饭也不吃，就在那倒气。我就想起张锡纯的话，用保温杯泡点儿山茱萸，喝完以后就有了那种气顺、气能吸进去的感觉。后来我逐渐减到一天讲六小时，再后来一天站着讲四小时，又变成坐着讲四小时，最后变成三小时，最后减成一天俩小时，岁数大了，人老了不能以筋骨为能。这就是我对山茱萸的认识和理解。

山茱萸药用，能快速补肺气，缓解气短和喘息的症状，推荐大家家里也备一点，尤其是一些当老师、做播音主持的，出现类似症状以后可以泡着喝一点，最后连果肉嚼着吃了。另外，山茱萸也能涩肠止痢，拉肚子时间长了也能用它止泻。小便过多，配合六味地黄丸或金匮肾气丸也可以收涩。总的来讲，山茱萸是性质偏温，能直接补肺气，间接补肾气的药。

再说一下张锡纯对这个病的论述，人得一场大病以后不能自我修复，还出虚汗，有时又发热出汗，但很快就过去，出现气短的症状，眼睛往上翻，还会心慌、心跳不能自已，气虚不足以吸，这时马上用山萸肉二两加点儿龙骨、牡蛎、白芍、人参和甘草一起煎，这个方子就叫"来复汤"。其实我在临床上，碰到这种体虚没有邪气的人，用一味山茱萸就能缓解症状。

10　覆盆子，久服轻身不老

下面介绍另一种干果，也是一味著名的中药，叫覆盆子。覆盆子是一种小的灌木，结的果实有点儿像浆果，又有点儿像草莓，其实它是聚合果，里面有好几个种子聚合在一起，但样子非常好看，有的地方把它叫树莓。在中国就是当药材来使用，因为树上有很多钩和刺，采摘不是很容易，所以在中国没有大规模种植。相反在国外，可能品种有点儿不一样，类似的品种大规模种植，机械化播种、采收，摘下来的果实基本上做成果酱食用，它是作为一个食品使用的。在中国，它主要作为一种药用的果实使用，而且采摘的时候不是等它熟了、红透了，而是在它由青变红的过程中采摘。

这样采摘的目的主要是用它的酸涩之性，真正熟了以后，就完全变成甜的了。《神农本草经》对它的评价甚至比枸杞还高。《神农本草经》把它叫蓬蘽，说它味酸、平；"主安五脏（臟）"，能让五脏（臟）安定；"益精气"，就是提高精子的数目、成活率、活动度；"长阴令坚"，就是变得粗硬有力；"强志"，就是增强记忆力；"倍力有子"，肌肉也有力量，而且生育子女；"久服轻身不老"。评价很高，任何一个外行看了书上对一个中药这么评价，肯定就想马上买来吃它。

为什么叫覆盆子？覆盆就是把盆翻过来，以前人们家里都有尿盆，就是起夜用的，自个儿睡热炕，半夜起来天又冷，非得出去小便，容易着凉了。所以家里都有尿盆，一家人男女老少都在尿盆里尿。讲究点儿的人家就是一人一个尿壶，叫夜壶。夜壶就是一个大肚子带一个圆嘴，以前叫虎子。后来好像李渊父亲的小名叫虎子，就把这个名改成马子。叫夜壶没有什么不好意思，也不高大上。现在每个人家里都有卫生间，也不担心着凉了，但从方便的角度来讲，如果你不离开被窝，把夜壶拿到被窝里撒泡尿，就解决了，更方便。

覆盆子是什么意思？其实晚上憋不住尿，要起夜，这是身体衰老或肾气、肺气虚的一个表现，收涩不住了，肺气主收，肾气主藏，这两个气弱了以后就憋不住尿了。我记得小时候我们住平房，家里确实有尿盆，我那会儿好像有起夜的习惯。后来家里来了个客人，是我的一个表舅，他在部队当兵，当兵的人有纪律，我就陪着他一起住。我起夜的时候他就说我："你这么小居然还起夜，憋着。"我被他一说觉得有点儿不好意思，就憋着了，以后真是不起夜了。后来到了四十多岁，快五十的时候就有点儿憋不住了，想起来还是要用一下夜壶。

本来一个有起夜习惯、身体虚弱的人，吃完覆盆子以后，改变了起夜的习惯，家里的尿盆就没用了，把它翻过来扣上放在一边，这是它的含义。所以覆盆子确实有酸温、收涩、收敛的作用。

现在覆盆子在药店就能买到，著名的提高精子数目、质量、活动度的一个中成药"五子衍宗丸"里就有覆盆子，里面有枸杞、覆盆子、菟丝子、五味子、车前子。另外我们治疗一些肺气虚、肾气虚的患者，都会用到覆盆子。一般治疗劳倦、虚劳、虚寒、气逆、咳喘、阳痿、泄泻不止，还有女性的白带异常和习惯性流产，也会用到覆盆子。

覆盆子推荐给大家，并不是说让大家把它当食品，而是在适当的时候把它当成药品，增加自个儿气血的能量。

11　枸杞，其实是一种催欲剂

下面我介绍一下枸杞，枸杞被吹得天花乱坠，现在基本成了肾虚阳痿患者的特效药。

枸杞是一个宣传包装很成功的案例，都说它壮阳补肾，其实很扯，说白了它就是浆果的果肉，我们厚朴的院子里也有，结出的果实红彤彤的。它的效果有那么神奇吗？也没那么神奇。枸杞，其实是一个催欲剂，并不是补肾的，它能让你觉得生活很美好，让你觉得有点儿欲望，让你觉得心如死灰的状态有所突破，让你觉得活得还有点儿意思。所以古人说："离家千里，不食枸杞。"就是离家千里，媳妇不在身边，吃了枸杞容易干坏事。对枸杞的认识，我个人认为，作为一个心理安慰剂和美好生活的点缀，可以试一试，但真的没那么神。

枸杞是中国一个古老的树种。为什么叫枸杞？因为它的身上有刺，像蒺藜，蒺藜叫枸，另外它的枝条上有棱，又像另一种植物叫杞，合二为一就叫枸杞。宁夏的枸杞非常好，当地老百姓把枸杞叫茨，所以他们叫茨实，挺有意思。

枸杞是一种大家耳熟能详的保健药，很多人把它跟长寿、健康、提高性功能或恢复性功能联系在一起，很多中年男人的标配就是保温杯里泡枸杞，一看就是好像性欲、性能力都不行了，所以需要这个。根源在《神农本草经》里，《神农本草经》把枸杞列为上品，书里说枸杞能"主五内邪气，热中，消渴，周痹（周身的筋骨疼痛）"，久服能"坚筋骨"，而且"轻身，不老"。传说丝绸之路上有一支阿拉伯商队，路过中国宁夏一个村，看见一个人在打老人，他们就上去制止："怎么能打老人呢？"这个人就说："我打我儿子你管得着吗？"她居然是老人的妈妈，后来一问，老太太整天吃枸杞，儿子就不吃，气得老太太直打他，这是一个挺有意思的传说。

事实上，枸杞药用的历史很长，另外大家可能不知道，枸杞的根皮也是药物，叫地骨皮。特别有意思的是它的果实有补心气、提高欲望的功能，而它的根皮却有平息欲火、补肾的功能，一个是入心，一个是入肾，这两味药挺有意思。就像瓜蒌一样，瓜蒌的实能补心气，瓜蒌的根叫天花粉，能泻心。这是植物里面的矛盾对立统一，挺有意思的一个现象，科学解释不了，按科学解释里面的成分都差不多。

枸杞是这么制作的：结籽以后取下来阴干，不能晒干，干了以后去掉它的果柄，因为甜味容易招虫子，以前用硫黄熏的办法，枸杞补心气，硫黄更补心气，结果变得辛燥，人吃了以后不舒服或火性太大，一度让枸杞的销售陷入困境，保存倒是好保存了，但毒副作用太大。真让心气虚的人吃硫黄也行，但不需要的时候用硫黄熏，就不合适。后来又发明了新工艺，不用硫黄，也能让它保存，拯救了整个产业。

枸杞一直被作为一种延年益寿的药物或食品被宣传，这是好事，但事实上，它有适应证和适应的人群，不是人人都适合吃枸杞。枸杞适合心气虚寒的人吃，总的来讲就是这个人的心跳是缓慢的，心率一般低于60次/分，正常人心率为60～100次/分，过快、过慢都属于病态。体温也偏低，有一些畏寒、怕冷的症状，还有肢体的疲惫困倦，没有什么心气，也没有什么欲望，看什么都觉得没有意思，做什么都没有兴趣，不像一个正常人有求知欲和好奇心，表现很淡漠。另外，食欲、性欲都很寡淡，很多人说现在物欲横流，其实纵欲过度反而失去了本身正常的欲望。现在的一种常态，就是"欲而不知止，失其所欲"。所以，我们对这种处于低层次、低功能状态运行的人，要用一些温补心气、心阳、心血的药，给他恢复生机，但前提是体内不要有太多邪气，如果有太多邪气，吃进去这些补益的药就会助长邪气的发作，最后变成农夫和蛇，好心好意温暖了蛇，结果被蛇反咬一口，确实是这样。尤其我治疗一些癌症患者，体内有阴寒凝滞的实邪，就是阴实证，而不是阳虚证的人，一定要慎用这种催欲动火的药物。

我们要相信枸杞有历史传承，对身体有滋补、补益的作用，对心气、心血有补益的作用，但不能滥用，也不能夸大。古代记载它能治糖尿病，但事实上治疗糖尿病我们还是偏用苦味的药多一些，用枸杞我觉得不成立，反而用地骨皮的效果更好。

关于枸杞有很多吃法，保温杯里泡只是它的服用方法之一。现在来看，大多数药膳里的枸杞其实是一个点缀或一种心理暗示，并没有起到真正的作用。我们平时吃的中成药里，五子衍宗丸里有枸杞，还有一个著名的方子叫杞菊地黄丸，是六味地黄丸加了枸杞和菊花，主要治疗眼睛干涩、视力减退、眼花等症状，大家可以根据自个儿的情况选用、服用。

12 龙眼肉，补脾的阴血，收摄魂魄

下面介绍一下龙眼肉。龙眼肉新鲜的时候叫桂圆，颜色是白的，而且有很多汁液，吃起来很甜，但人们把它放干以后就成了桂圆干或龙眼肉，原名叫龙眼。

龙眼肉是中药里必不可少的一味药材，我们用来补脾的阴血，还能收摄魂魄。当人体营养不够的时候，人会变得精神萎靡，在古代没有输液技术的情况下，就用龙眼肉配合其他中药，及时补充气血津液，能让人恢复意识和精神，所以这是一个很好的药材。1985年1月，我放寒假在大同药店里实习抓药，借着尝中药的名义，吃了不少抽屉里的龙眼肉，确实好吃。

下面介绍一下龙眼肉也就是桂圆干的制作方法和食用、药用的价值。龙眼树是一个高大的乔木，生长在中国的南方地区，北方没有，以前交通、物流不方便，北方人很难吃到新鲜的桂圆，我从小先知道的是龙眼肉，后来吃到了桂圆，才知道原来它的果肉是白的，也不叫果肉，按科学分类叫假种皮。银杏也是，我们认为银杏外面是它的果肉，其实不是，而是它的假种皮，银杏很臭。以前交通、物流不方便，储存条件差，所以劳动人民就把龙眼肉加工成干果，这样可以长久保存，方便运输，方便人们

食用，中医用的龙眼肉其实就是它的干果。

龙眼肉的制作方法，大家现在最担心的就是硫黄的熏制，还有龙眼肉掺假，往里掺各种糖。这个比较容易鉴别，因为龙眼肉很甜，为了防虫蛀，就会用硫熏，熏完以后龙眼肉的颜色就变得淡一些；真正的龙眼肉是褐黄色的，而且是明亮的。想鉴别只能拿手去闻，好的龙眼肉有一种甜香、清香，硫黄熏过的就没有这种香气了，反而有一种刺鼻的味道。掺糖了以后，龙眼肉就会发黏，没有弹性，不掺糖的龙眼肉有韧性和弹性。没办法，因为价格高，所以经常有人去做假。

另一个防止做假的方法，就是咱们在家自个儿做，方法很简单，收到了新鲜龙眼以后，把果肉剥下来，去核，过开水焯一下，如果家里有烤箱，可以用风热烘干的方法，注意别烤焦了，大概二十分钟就可以，你会得到一小盘浓缩以后的龙眼干。工厂制作龙眼肉的方法，就是大烘房，有两种方法，一种是连着壳烘干，这个方法我觉得相对好一些，他们要经历一道熏硫的工艺，但熏硫只触及外面的果壳，洗净熏硫以后的龙眼，放到烘房烤箱里烘烤，要烘烤五六个小时，这时如果你想得到龙眼肉，就提前终止烘烤，把它取出来剥壳、去核，留下龙眼肉，这就是工厂的制作方法；如果继续烘烤，就会得到一个干的龙眼，我们喝甘肃的三炮台时，里面就有干的龙眼，敲开它露出龙眼肉，可以泡茶喝。这是两种制作的方法。

在糖分不充足的年代，龙眼是一个很好的快速补脾、滋阴润燥、止泻的食品或药品。《神农本草经》诞生在中原地区，最早把龙眼引入治疗，说明那会儿龙眼干的制作工艺已经成熟了。《神农本草经》记载，龙眼味甘，平，主治"五脏（臓）邪气"，能"安志"，治疗"厌食"，"久服强魄"，魄就是人体的一种本能反应，"聪明，轻身，不老，通神明"，对它的评价是相当高的。

其实人体对这种糖分的吸收和利用是最快的。比如出现了低血糖反应，嘴里含块糖马上就能缓解。低血糖反应就是眩晕，出冷汗，气短，然后瘫软，甚至栽倒，这时可以马上喝点儿红糖水，吃块糖或点心就能缓解。但在古代，制糖工艺比较欠缺，现发麦芽做麦芽糖比较慢，古代这些医家最后发现，龙眼肉的治疗效果是最好的。

出现心慌心跳、神志恍惚的时候，我们临床上就用它补益心脾，快速补充心血和脾血，养血安神。所以龙眼肉可用于治疗气血不足，还有健忘失眠。一些人的脸没有血色，而是萎黄色，血虚萎黄，龙眼肉就是一个很好的滋补药。有一个著名的方剂叫人参归脾丸，主要君药就是龙眼肉，另外配合了人参、黄芪、枣仁、木香等药。

我第一次吃人参归脾丸，是当年寒假从大同回北京的路上腹泻，坐的绿皮火车，不停地上厕所，很狼狈。下车以后去看望我的师父裴永清老师，他看了一下我的舌头，摸了一下脉就说："你回去买人参归脾丸吧。"我回去吃了一丸就好了，把脾胃温暖了，这种泻痢自然就止住了，所以印象很深。

在临床过程中，我们知道的太多，但用的却不是很多。我曾治疗过一个大同的朋友，她被人诊断为血小板减少性紫癜，也就是贫血。她各种出血，找我看，我治了，但效果一般；后来人家找了内蒙古的民间大师，这位民间大师因为自己孩子得了这个病，早前四处寻医得到一个方子，专治血小板减少性紫癜，后来这朋友被他治好了，隔了一年，便生了孩子，我很困惑，明明她很虚、很弱，怎么可能治好？而且这么快又生孩子？后来人家把吃药的方子拿过来，我一看是人参归脾丸的原方，当时那位民间大师嘱咐坚持吃，三个月以后再去查血象。当然了，不是说所有病都能这么治好，但这件事给我留下的印象很深，所以自己家里有虚损的病人、脾胃虚弱的病人，可以考虑在饮食中加点儿龙眼肉，但不要过量，作为一种长久的滋补药，"久服通神明"。我们认为它是一个补益心脾的好食材。

13 北五味子，补肺气，补肾，治咳喘，补肝

下面介绍一下五味子，名字很有意思。五味子分南北，我主要介绍北五味子。

北五味子是木兰纲植物结出来的果实，果子是红的，把它晾干以后，果核跟果肉放在一起，尝它的果肉是酸涩的，但有点儿回甘，你嚼一下它的核，有一种辛味和苦味，所有东西放在嘴里还有一点咸味，叫五味俱全，这就叫五味子。说是这么说，我亲口尝过没有加工炮制过的五味子，其实还是以酸涩为主，加工炮制成中药以后，一般都是用醋来熏和蒸，增加酸味，体现它的特点。我以前讲过，酸味主要是补肺、泻肝，然后收心，其实五味子这三个功能都体现得非常好，不像其他有的偏于泻肝，有的偏于补肺，有的偏于收心，所以它的使用比较广泛，在历代本草书籍里对五味子的论述都比较多。

五味子补肺气、间接补肾的作用，在《神农本草经》里就有详细的论述。五味子"味酸温，主益气"，就是补后天之气；主治"咳逆上气"，咳嗽喘的时候可以用五味子；治疗"劳伤羸瘦"，劳伤就是过度用力，过度使明劲或暗劲，明劲就是干活，动胳膊动腿，使暗劲动的是阴劲，就是大腿内侧的暗劲，容易过度透支；还有虚劳，就是动脑子，动情绪，动感情，也会消耗很多的气血影响神；能"补不足，强阴"，"强阴"专门指性功能；"益男子精"，一听这话，是不是觉得这东西更有意思，确实是这么说的。

关于五味子的方向，第一个就是补肺气，有一个著名的中药叫生脉饮，里面就用到了五味子，还有人参、麦冬，一个是补元气肾气的，再就是补肺气。还有地黄丸有一个衍生品叫麦味地黄丸，就是麦冬、五味子加

六味地黄丸，有补肺的作用。地黄丸里有两味药是补肺的，这两味药是山药和山萸肉，如果再加了麦冬、五味子，补肺的效果就更好了。五子衍宗丸里用了五味子，理论根据就是《神农本草经》，说五味子能"强阴，益男子精"，这其实是间接补肾。我们在一些治疗咳喘、哮喘的方剂里会见到五味子，小青龙汤里可以加五味子；另外在补肝的方剂里我们会加一点反佐的药，基本凉的用白芍，温的就用五味子，所以在伊尹《汤液经法》里的小补肝汤里，就是桂枝、干姜、五味子，这三味药组合起来能治人的肝气肝血不足，优柔寡断，总是生闷气。

在20世纪50年代末至20世纪60年代初，中国大规模爆发肝炎，医生们从五味子里提取了一种成分，发现它对肝炎有抑制作用，这是从西医科学角度提取的成分，事实证明我们在中药组方里，用五味子牵制、平和辛味药辛散的作用，起到了一种平衡或保护肝脏（臓）的作用。

五味子能收敛心气，我们在治疗一些心神散乱、魂不守舍的症状时会加一些五味子，起到一种收敛和固摄的作用。另外有的人每天早晨五六点钟起来拉稀，我们叫五更泻，中医诊断是肾气不固，也会用到五味子，加上补骨脂、吴茱萸这些药，起到收敛和固摄的作用。总的来说，五味子作为一个干果，味道偏酸涩，是一个很好的食疗的药材。

⑭ 桑葚，补肺气，间接补肾，乌须黑发

接着介绍桑葚、桑葚干。介绍水果的时候介绍过桑葚，但说的是它的鲜果，桑葚晾干以后就变成桑葚干，可作为食品和药品来使用。你到药店去抓药，开的桑葚，就给你拿桑葚干。

桑葚干最早在《神农本草经》里有记载。桑树全身都是宝，从桑叶、

桑枝、桑寄生、桑白皮到桑葚都是很好的药材，主要作用就是补肺气，间接补肾。肺主皮毛，桑葚的主要作用就是乌须黑发。现在白头发的人太多了，我们同学聚会他们一个个都白发苍苍，他们说我肯定是染的，我才不染呢，我为什么要装，我只是不整天吃喝玩乐、熬夜喝酒，我不干那事。倒不是说我吃桑葚吃得头发变黑了，我就是不熬夜；另外就是我妈教的办法，用醋和面洗头。后来他们用西医的某个药降低人的雄性激素，让头发变得浓密，结果吃完药以后，很多人反映自个儿像个太监一样，毫无斗志，毫无求胜心，变得八面玲珑，脾气很柔和，觉得自个儿都蔫了，甚至晨勃都消失了。其实这倒不是二选一，而是做的两个选择都是错的。有一种很平和的方法就是泻一下肝火，因为头顶脱发都是肝火上冲导致的，把肝火降一降，把肺气补一补，滋阴润燥。发是血之余，血足了头发才有富余往末梢上长。所以桑葚是一个很好的食材和药材，大家熬粥的时候可以放一点，还可以泡点儿黄酒，喝桑葚酒，也是一个很好的选择。我以前跟大家推荐过桑麻丸，用的是黑芝麻加桑葚，治疗脱发、治疗阴血不足的效果也非常好。

有关干果就介绍这么多，大家根据自身的条件，有选择地用一下。这么丰富、这么有益的食材，加上自己会选择，一定会造福更多人。

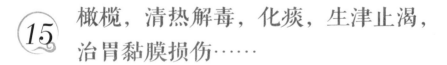

15 橄榄，清热解毒，化痰，生津止渴，治胃黏膜损伤……

橄榄是南方的，我最早知道橄榄树是因为流行歌，后来吃到腌制的橄榄，还有橄榄做的罐头。腌制的橄榄有甜的，也有咸的，味道层次很丰富，很好吃。后来物流发达了以后，我们就吃到了新鲜的青橄榄。青橄榄本身就是中药，特点是苦尽甘来，也不是苦，是有一种淡淡的苦味和酸涩，入口首先尝到的是这个味道，然后马上回甘，而且很清爽、清凉的感觉。

另外橄榄树是高大的乔木，有几十米高，可以造船、做家具、做枕木，是很好的树种。橄榄核可以做雕刻，做手串。橄榄的食用、药用价值都非常好。

需要澄清一下，橄榄油的橄榄，跟我们中国人吃的橄榄是两个品种。那个橄榄是木兰科的植物，它的特点是油脂含量比较大，在快成熟的时候采摘下来，就可以拿去榨油。地中海附近，西班牙种植了很多，榨出来的油叫橄榄油。

西方人对橄榄很有历史文化传承，比如诺亚方舟的故事里洪水退去的一个标志，就是鸽子飞出去，携了一支橄榄枝回来。现在联合国的会标，还有维和组织的会标，底下都有橄榄枝。而且伸出橄榄枝，意思就是祈求和平。但那个橄榄跟我们吃的橄榄完全是两回事，大家不要混淆。

另外，我以前跟大家说过，我们吃的植物油最好是一年生草本植物榨出来的油，最容易被人体消化、吸收和利用。木本的油，比如茶籽油、橄榄油、棕榈油，多年生的灌木、乔木种子、果实榨出来的油，可以作为点缀。我吃过橄榄油，一般都是不热炸，直接抹在面包上撒点儿盐也挺好吃。但一方水土养一方人，不要被地中海饮食宣传的那套东西迷惑了，所有的都是买卖，都是商业，推地中海饮食背后的商家就是橄榄油公司。

青橄榄是热带植物，果肉既可以当果实吃，能清咽利喉，也能做成菜。我最早吃过一个橄榄菜，留下的印象特别深。有位国家级名老中医叫路志正，老爷子一百多岁了，还在出门诊。他的女儿叫路洁，女婿叫郑跃麒，是我的好哥们。2004年我被邀请到三芝堂，在车公庄那里有个青年公寓，一层全是三芝堂。我从地下室出来，到那儿出门诊，一下我变得高大上了。

过新年的时候，我请路洁和郑跃麒先到家里喝茶，然后出去吃饭。她推荐了一个平时快速做饭的小妙招，熬点儿白粥，放点儿橄榄菜。后来买了一吃，真是很好吃。

我就打听橄榄菜的做法，很有意思，它是用霉干菜加上橄榄的果肉混合起来，用盐腌制发酵，最后形成了这么一个菜品。所以里面有霉干菜的清香，也有果肉的清香，我觉得下饭菜里除了榨菜，排名第二的就是橄榄菜。

现代科学研究认为，橄榄果肉里的营养比较丰富。维生素 C 的含量比苹果、梨、桃都高，而且含钙量也高，且容易被人体吸收，南方有"冬春橄榄赛人参"的说法。

我们中医认为橄榄味酸、甘，性平，有清热解毒、利咽化痰和生津止渴的功效。另外它也能解酒毒，喝白酒以后肝火上来，胃黏膜损伤、吐血，可以用橄榄治，咽喉肿痛、烦渴及咳嗽带血都行。

在本草著作里，《日华子本草》说它能开胃，下气，还能止泻。《本草纲目》说它生津液，止烦渴，治咽喉痛。咀嚼咽之，能解一切鱼蟹毒。《神农本草经》说解鱼蟹毒的，一个是紫苏叶和生姜，另一个就是橄榄。另外在云南的《滇南本草》里，云南是有橄榄的，说橄榄治疗一切喉火上炎，大头瘟症，《滇南本草》说橄榄能解湿热春温，生津止渴，利痰，解鱼蟹毒，解酒毒，还能化积滞。

不管是干嚼新鲜的橄榄，还是将腌制的橄榄，用作调味的菜，都是很好的选择。

16 槟榔，不要嚼得太多，不要对它作为中药感到恐惧

下面介绍一下槟榔，槟榔也是南方的一个树种，也是高大的乔木。长得虽然没有橄榄树那么高，但也不矮，它是棕榈科的树种。我知道槟榔也是因为一首歌："高高的树上结槟榔，谁先爬上谁先尝。"邓丽君当年唱过这歌，我就知道台湾出产槟榔。后来我去海南岛的时候，发现海南岛也是槟榔的一个主产区。

我从小就知道槟榔，槟榔是一个很好的药。它的果仁是槟榔，外面包的壳，我们把它叫大腹皮，都是很好的中药。消食化积药里有炒三仙，加槟榔就叫炒四仙。另外我在筑基课讲了我治疗的第一个病例，是治疗一个小孩子食积、腹泻，我本来想用收涩的办法，误把槟榔当成肉豆蔻给人家抓了，结果小孩子吃了反而好了，这是我用槟榔的一个经验。

但我真正把槟榔作为食材吃，是在回国以后1998年的夏天，我陪着大学同学到南方出差，一起去了湖南长沙。到了湖南长沙以后，到火宫殿吃臭豆腐，到韶山吃毛氏红烧肉。在长沙我第一次吃到了槟榔，就是槟榔的外壳，而且不是新鲜的，是腌制过的切成条状的槟榔。我印象还很深，一个小塑料袋包着，味道挺好吃，我就觉得挺有意思，大家都嚼槟榔，我就尝一尝。结果我记得那天晚上大概上了七八趟厕所，开始拉点儿屎，后来拉水，把我泻得丝毫没有尝到嚼槟榔有什么快感。我就是领教了，槟榔真是很厉害。

后来我治了一些外国患者，有些是巴基斯坦的患者。在美国雇我的老板是巴基斯坦裔的，我去巴基斯坦参加他女儿的婚礼，发现当地人有嚼槟榔的习惯，而且一人捧一个小痰盂，嚼完槟榔以后就把槟榔渣吐在痰盂里，满嘴都是血红的颜色。看着吓人，我这才知道原来这叫嚼槟榔。

　　我真正嚼槟榔是在台湾省，我带学生游学，自个儿去讲学。我真正吃到了新鲜的、没有加工过的槟榔。槟榔是果实，绿的，外面裹了一层叶子，里面抹了点儿牙膏似的东西，连叶子带果实放到嘴里嚼。嚼完以后发热，从胸腔开始发热，然后脸红、心跳，脸上也开始发热。出现一种迷醉的、兴奋的、喝醉酒的状态，心率也会加快。嚼完我就知道了，人们嚼槟榔的目的就是追求这种快感。后来有些国家把槟榔当毒品一样禁止了，而且世界卫生组织将槟榔定为一级口腔癌的致癌物，禁止人们吃槟榔。

　　我觉得有点儿武断了，抛开剂量，抛开食用量、频率谈它致癌，这都不合理。因为槟榔壳的纤维含量特别大，再加上槟榔壳里有提高心率、升高血压刺激性的作用，导致人们乐此不疲，最后上瘾，得口腔癌。跟世界卫生组织规定白酒是一级致癌物一样，平时少喝点儿，有利于身心健康；喝多了，就会喝出肝癌、胃癌。

　　麻黄碱被定为冰毒的主要成分，其实不是麻黄碱，是伪麻黄碱，有些中成药里含有麻黄，就被部份人攻击，真的没有必要。强心的东西一般都泻肺，槟榔有强心，温暖心阳，振奋心阳的效果；还有排通大便，让大便里寒性的积滞排出体外，有温化的作用。所以它有正面的价值，不可以一概否定。

　　另外，我们中医用的槟榔是用它种子里的仁。在槟榔还没有完全成熟的时候把它取下来，把壳剥开，用的皮叫大腹皮。等它成熟以后，再把它剥开，把果壳加工成中药的叫大腹毛。真正强心、通便作用比较强的是它还没完全成熟时的壳，效果会更好一点。所以，我们碰到这种肺里有寒痰，有积滞，大肠里有宿便的时候，毫不犹豫地会用到大腹皮和槟榔。而且中病即止，让它发挥自个儿的作用以后，就不再使用。

　　关于槟榔，第一不要嚼太多，第二不要对它作为一个中药，给我们起正常治疗作用的时候感到恐惧。

17 金樱子，补肺，补肾，收敛固涩

下面说一个大家可能不太知道的干果，叫金樱子。我在讲芡实的时候提过，有一个著名的补肺、补肾、收敛固涩的中成药叫水陆二仙丹，水里用的是睡莲的种子叫芡实，也叫鸡头米；陆地上就是蔷薇科的果实，叫金樱子。我们用的是它的果肉，不是它的果实。金樱子是灌木，有点儿像藤蔓类，它能攀缘生长，开的花也很漂亮，作为一个绿化观赏的植物被广泛种植。它结的果很好看，也很好吃。口小肚子大，有的地方把它叫糖罐，有的地方叫刺梨。

一般经过霜冻以后，我们把金樱子采下来，去核，留下它的果肉。很多人用它泡酒喝，所以很多人没吃过金樱子，但喝过用金樱子泡成的酒。酒的药用价值也比较高，很多人说它能壮阳，补肾。其实也不是，主要作用就是收敛酸性，补益肺气。

中医用它主要是熬成膏。碰到一些遗精的人，遗精有两种，一种叫梦遗，还有一种叫滑精。有梦的人一般都心火或邪火比较旺，需要用点儿凉药清心火；如果完全不做梦，就属于虚损，需要用补气的药补肾气，补肺气，给它收住。

古人治疗遗精时用金樱子的果肉。剖开去核，在木杵里捣碎，放到柴火灶火上慢慢熬。因为它本身含的糖分比较高，再加上内在各种酸性收涩的性质。熬成膏以后不拘时日，放到碗里，用开水一冲就可以喝了。这就是金樱子膏。

还有治疗脾虚，总是拉肚子止不住的，也可以用金樱子加其他中药，比如加点儿党参、芡实，再加点儿黄芪之类的药物，升举阳气，熬成膏一起吃，也是一个很好的治疗方法。也可以直接开金樱子，跟其他中药一起煎服，起到固精、缩尿、固崩、止带、涩肠、止泻的作用。

18 拐枣（枳椇），最大特点就是能解酒毒

再介绍一个干果，是中国古老的水果，有的地方把它叫拐枣，长得很奇怪。我最早见到它，觉得很有意思，长得歪七扭八的。而且它很有意思，我们吃的不是它的果肉，也不是种皮，而是带花序轴的果实。也就是说种子长的是种子，但种子拐把儿地方反而变得肥厚、多汁，而且很甜。就是你吃它的果子把儿时，捎带把种子带走播种了，这真是植物界的一大奇观。

另外果序柄拐来拐去有点儿像"鸡爪"的字，有人叫"鸡爪"字树，有人叫鸡爪树，有各种名字。其实，它的植物名字叫枳椇，种子叫枳椇子。作为一种古老的水果，且可以药用，它最大的特点就是能解酒毒。而且流传着很多故事，如有人酿酒不慎把枳椇子掉在酒瓮里，结果酒瓮里的酒就变成了水。

大家记住，中药是通过调理体质间接治病的。从来没有说中药可以直接杀死病毒和细菌，也没说这个东西在外面能把酒化成水，到体内就解酒毒。它本身的作用是泻肝火，降肝气，喝酒以后肝气、肝火升发起来了，对身体有害。所以，它能解酒毒、止渴、除烦，给失衡的身体带来新的平衡，这就是枳椇的作用。

另外它的果实比较甜，花序轴也比较甜，老百姓用它来熬糖，作为平时的饮品、食品。家里有嗜酒如命，甚至酒精依赖的人，可以作为一个解酒、解毒的药品给他吃。酒喝多的人，时间久了发积为酷热，整天熏蒸五脏（臓），津液枯燥，血液流得也慢了，叫血泣。小便也憋不住，肌肉萎缩。这些人就好吃冰，喝凉的。所以这时我们用枳椇子煎汤也好，跟麝香一起做成丸也好，给他吃。这就是著名的枳椇子丸，可解酒毒，降肝火。

醉酒以后，第一就是吐干净，第二有著名的解酒中药，一个是枳椇

子，另一个就是葛花。我们经常用葛根，葛根开的花叫葛花。给它加上水一起煎，煎完了以后别热着喝，放凉了以后喝。吐干净，想喝水的时候喝，能快速解酒毒。

另外碰上温病、热病，烦渴，小便不通的情况，身上又在发烧，金银花、枳椇子、灯芯草、知母，这些都有很好的清热、解毒、滋补津液的作用。另外夏天中暑以后，烦渴尿少，出现这种脱水的症状，也可以用枳椇子和竹叶一起快速滋补。

现代医学研究认为枳椇子有中枢抑制作用，能降低喝完酒以后的兴奋。另外它有降压的作用，我说了它能降肝火，肝火往上冲的时候，它能平衡一下。枳椇子在南北方的树种不大一样，我们一般说的枳椇子都是北方的北枳椇，效果会更好一些。

⑲ 蜜饯和果脯

最后提一下蜜饯和果脯，这是非常有地域特色的一种点心类的水果制品或干果制品。也就是把新鲜水果的果肉或干果的果肉放到蔗糖或蜂蜜里浸泡，提高了水果的保存期，保留了水果的风味，又增加了一种吃新鲜水果和干果以外的风味。

北京的蜜饯受到苏杭的影响，在南方，像福建、江浙地区都有很好制作蜜饯的工艺，唐宋进贡的食品里就有蜜饯和果脯的记载。当时因为保鲜、运输、冷链技术不过关，新鲜水果很难得到很好的保存，退而求其次，就用蜂蜜或糖浸泡以后，让它的保存期得以延长。最早民间制作的有桃、杏、李、枣，还有一些干果。

以前为了保存新鲜的鲥鱼，就把鲥鱼泡在猪油里。猪油一凝固，整个鲥鱼就脱离了跟外界空气的接触，然后快马加鞭，八百里加急送到京城，这是一个保鲜的方法。另一个保鲜方法就是用高浓度的糖，高浓度的糖和高浓度的盐都有锁住水分、抑制细菌滋生的功效。拿猪油保存鲥鱼，其实是有时限的，因为猪油会哈喇，滋生各种菌。

蜜饯给大家做个推荐，可以尝一尝。有浸渍的、反沙的，就是表面上渗出糖的，还有做成糕点的。我以前说过果丹皮，各种糕、陈皮梅，佛手瓜泡的糖也很好吃。但有一点，现在社会进步发展了，能吃到新鲜水果了，蜜饯的含糖量比较高，逐渐退出了历史舞台。

我记得上大学时，过年回家探望亲戚朋友，给父母带点儿礼物，既便宜又有北京特点的就是北京的蜜饯、果脯。我还记得包装盒里有玻璃纸，透过去能看到里面的蜜饯。那会儿连糖都是奢侈品，何况是蜜饯。现在作为点心类的食品，给大家做一个推荐。

第 6 章

坚果：冬天应季要吃的果

————

中国人的祖先发现，它最精华的东西被包含在硬壳里，把它敲开了，剥了里面那层膜，然后吃。不能当主食，只能当点心、小吃，补充一下生活的情趣和营养。

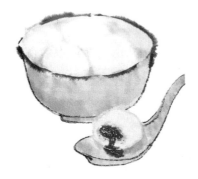

1 坚果，不能当主食，只能当点心、小吃

本篇正式介绍一下冬天应季要吃的果，就是坚果。先给坚果下个定义，有人说："花生、瓜子算不算坚果？"

大家记住，它一定是树，不是草，是多年生的灌木或乔木结的果实里的实，且不是果肉。这么一看，花生是什么？一年生草本结出来的种子。瓜子是什么？瓜子有几种，一种是藤蔓类植物结的瓜里的籽叫瓜子。西瓜、南瓜、倭瓜、冬瓜的籽是一种籽。其实，瓜子里阳气最足的就是向日葵的籽，一年生草本。我为什么强调这个？中国人几千年来身体力行，神农氏尝百草，用人试验出来的结果证明，人能相对容易地消化和吸收一年生草本植物的种子。

如果只吃一年生草本植物的块茎、根，会营养不良；如果吃多年生草本的种子或多年生木本，不管是灌木还是乔木的种子，你会消化不了。

多年生木本植物的种子是最宝贵的。这个树如果给它裹一层坚硬的壳，让人吃不到。这也有个问题，传播能力就差点儿，到底怎么办？有给它传播的，就是松鼠！

我们的祖先发现，它最精华的东西被包含在硬壳里，把它敲开了，剥了里面那层膜，然后吃。不能当主食，只能当点心、小吃，补充一下生活的情趣和营养。谁要把它当饭吃，我告诉你，肯定吃进去拉不出来，胀得你胃疼。

2　核桃，长得太像人的脑子了

坚果里最宝贵的就是核桃。核桃除了是坚果，还有一个更重要的特点，长得太像人的脑子了。中国哲学或中医学取类比象、取象比类的理论，认为还有一种从形似到神似的类比。它既然长成那个样，就有类似的作用或功能。心理学也用各种替代物推论，你进了某个森林，选了某个房子，然后就对照你有什么样的心理……以形补形。随着现在科学研究的深入，浅薄的科学解释不了的东西，深奥的科学逐渐能解释。比如蜜蜂搭的六边形的巢，为什么搭成那样？因为蜜蜂那么飞最省劲，节省能量。核桃为什么长这样？背后有东西。所以，我认为核桃能补脑子。

我记得小时候家里还炒熟核桃，压榨核桃油。核桃油是抹家具的，当然我家的家具没有那么奢侈，但我记得有这么个事儿。

下面说一下核桃怎么吃才能更好发挥它的作用。核桃里有个品种叫纸皮核桃，好像是新疆那边出的。据说有个人拿了一袋在宿舍表演，大力破核桃，全部咔咔捏碎了，从此以后没有人敢欺负他，大家没想到其实纸皮核桃的皮很脆。

根据我的理论，核桃是吃皮薄的好，还是吃皮厚的好？吃壳硬的好，还是吃壳软的好？吃大核桃好，还是吃小核桃好？吃核桃仁不好抠出来的好，还是吃一磕下来就两半的好？这个答案不言自明，还是那句话，方便出下流，越简单、越快捷、越顺手的事，越没啥意义。和啃骨头棒一样，咱们还是挑山核桃、小核桃。山核桃、小核桃在古代被叫作胡桃，也是从西域进口的品种。

20世纪50年代至20世纪60年代有一位中医大家叫蒲辅周，医术非常好。他到晚年的时候，保持自己精力不衰的一个主要食疗方案，就是每天吃几粒胡桃。胡桃就是我说的山核桃，不是大核桃，吃胡桃也有讲究。

现在大家为了吃核桃方便，都直接买核桃仁。我也吃过人家给我寄来的山核桃，吃两口就不想吃，扔了。现在商家为了迎合消费者的欲望和需求，直接给核桃剥壳。这有什么好处？如果是新鲜的，保质期一个月之内吃还行；放的时间长了，气和味就散掉了。

下面我说一下核桃的食疗和药用价值，除了作为食品，做点心、八宝饭、八宝粥都很常用。

举个例子，学生有时候会给我带桃酥。市场上有的桃酥硬得像石头一样，但他带来的桃酥确实很酥，而且很香，肯定有自己的秘方，我拿回家给我老婆吃，我老婆也觉得挺好吃。然后突然问我一个问题："桃酥跟桃有什么关系？"一下把我这个中医大师问住了，我说："是啊，这个东西跟咱们吃的桃有什么关系，它为什么叫桃酥？"我还让送桃酥的学生去问，结果第二天回来告诉我："老师，桃酥的桃是核桃。"核桃做点心由来已久，而且核桃是一个高能量、高热量的食材。

部队里的压缩饼干，你们可能没吃过，我见过。部队使用的干粮就不是讲究色香味，最重要的就是充饥，用科学方法研究里面含多少热量、脂肪、蛋白质。我尝过压缩饼干，能看到很多花生和核桃的痕迹，也就是高脂肪、高热量的草木的种子，吃一块能顶好几天。

它的能量足，可以作药用，我们用它入药主要是为了补脑子、补肾精，就是补肾固精。我们主要用于两方面，一方面是老年人的痴呆问题，另一方面是小孩子的智力残疾问题。我给一个美国来的孩子治疗五迟、五软，核桃就是一个很好的食材和药材。长期固定给他用核桃磨成粉掺到食品里，确实有助于肾精的充盈和脊髓、大脑的恢复。

第一，我们看到很多老年性痴呆，大脑的蛋白质出现淀粉一样的改变。其实都是肾精的匮乏、不足造成的，还有人得脊髓空洞症。小孩子发育不好，我建议三岁以前要补充奶制品，三岁以后要加辅食，辅食里加的一个重要食物就是核桃，煮熟或炒熟。最好用中国原产的山核桃，我们现在吃的大核桃叫胡桃、羌桃，其实就是西域过来的，小的效果更好。

第二，核桃被用来治疗虚性哮喘，我们叫肾不纳气。很多人吸气到嗓子眼或胸口、膈肌就吸不下去了，我们觉得是肾精或肾气不足，吸纳不了，这时我们也会用到核桃。

第三，核桃有润肠通便的作用，可以用来治疗老年人的虚性便秘。它的应用范围比较广，中年人也用，现在中年人劳累过度、房劳过度出现腰疼、腿脚软、起夜过多、阳痿遗精，都可以用核桃作为食疗的食材。

养生保健里核桃用得也比较多，作用是养颜和乌发。说一下这个理论的依据，孟诜写的《食疗本草》说核桃能通经脉、润血脉、黑须发，常服骨肉细腻光润。很多人很有意思，头发白了胡子是黑的，有些人是头发是黑的，胡子白了，有些人眉毛胡子都白了，白的部位不一样，跟所在的经络循行、脏（臟）腑都有关系，这时需要吃点儿滋补的东西。

《本草拾遗》说，核桃吃完令人肥健。肥不是长胖，是肌肉充满的意思；健是有力量。我看到很多健身的人吃蛋白粉，搞不清楚蛋白粉到底是拿什么蛋白磨成的粉，我建议他们可以吃点儿核桃粉。《本草纲目》总结得更详细一点，说核桃补气、养血、润燥、化痰，益命门、利三焦，其实它还有温热的作用，温肺润肠，能治疗虚寒喘嗽、腰脚重痛、心慌，能散肿毒、发痘疮。如果身体里有实火，性欲亢奋，小便尿血，痔疮出血，咳嗽痰里带血，这些人应该谨慎食用核桃，因为它毕竟是温热的东西。

说几个方子，最早有个方子治虚寒喘嗽，同时伴有肾虚、腰腿疼痛，就用核桃肉二十两，捣烂，加上补骨脂十两。补骨脂也是一个补肾、温阳的好药，有的地方叫破骨脂，加点儿蜜反佐一下，把它作为汁、丸药或膏方吃。另外治疗肾虚气弱，腰疼，屈伸、俯仰都不得劲，不能转侧，有个著名的方子叫青娥丸，这是《太平惠民和剂局方》里的一个方子，也是用核桃肉加补骨脂，又加了一味药叫杜仲，杜仲是能拉丝的树皮，是治疗堕胎、肾精不固、遗精阳痿的好药。这三味药搅在一起，杵碎，磨成粉再炒，加点儿米糊，调点儿盐汤吃下去。这是一个治疗老年人痴呆、小脑萎缩、大脑萎缩很好的保健方法，大家可以记住这三味药。

平时为强筋壮骨，作为一个滋补方服用的也是加胡桃；如果是肾虚、耳鸣、遗精，可以加五味子，前面讲干果的时候提到五味子，而且提到了生脉饮和麦味地黄丸。核桃还有一个功能就是治疗反酸烧心（胃灼热），嚼生的花生仁和胡桃肉都行，都有缓解烧心的作用，如果胃寒，可以用点儿姜汤送服胡桃肉。

另外，打开核桃把核桃分成四瓣或两瓣，中间有一个薄薄的木头片。别小看这个木头片，也是一味很好的中药，中医叫分心木，是治疗小儿多动症和小儿癫痫的一味好药。大家吃核桃的时候把核桃仁吃了，可以有意识地把中间的分心木留下来，又不占地儿。

我们想让头发黑，可以专门做一个黑头发的食品。一个是做成代茶饮，用点儿黑芝麻、核桃仁，加点儿糖炒熟，炒熟以后放凉，想喝的时候跟吃黑芝麻糊一样冲一碗。另外也可以做成甜品，叫乌发糖，用黑芝麻、核桃仁加点儿红糖，然后把它们炒香，最后把糖炒黏糊后融化，把所有的东西包容在一起，然后放到盘上摊平，晾凉以后切成小块，没事的时候嚼一块，口感特别好。所以，须发早白的人去除痰湿以后可以吃点儿核桃滋补一下。

③ 松子，能治疗类风湿关节炎，让皮肤变好，润肺止咳，润肠通便，乌须黑发

中国人看一个东西，会看它的出身。我们都知道松子是松树的种子，结在松塔里。松柏常青，凌冬也不凋，所以松树一直有高风亮节、健康长

寿的含义在里面。它的种子，被人们列为修道修仙、延年益寿的一个食材。古代道家隐居在山里，不吃不喝是不可能的，肯定要吃一些东西，吃松子、松针，还有松树的花粉、松花，这都是有历史记载的，有轻身延年的作用。

现代医学研究表明松子含有大量的维生素 E，其实所有种子都含有维生素 E，还有锌，只要繁衍后代都离不开。维生素 E 是强烈的抗氧化剂，保护自由基。还有松子，含有不饱和脂肪酸，预防动脉硬化。另外现代科学发现松子含有丰富的油脂，能治疗老年人的便秘，润肠通便，让皮肤变得滋润，有光泽。我说一下中医对这个东西怎么看。

从《本草经疏》开始说，松子味甘补血，血气充足，则五脏（臓）自润，发白不羁。第一，它是一个高能量、高热量的营养食物，吃完以后不容易饥饿，头发也会变黑。"仙人服食，多饵此物"，以前在山里隐居的人都吃这个。李时珍对它的评价最高，松子气味甘，无毒，能治骨节风。骨节风就是在骨头和骨头之间的接缝处总有一种冷痛、痒的感觉。治头眩，祛死肌，能让皮肤变得白皙。而且散水气，润五脏（臓），主风痹寒气，能够治疗虚羸，气少不足，肥五脏（臓），散诸风，润肠胃。总结起来，就是松子、松节能治疗类风湿、风湿关节炎，也就是风寒湿气在骨头里。第二，滋养润泽，让皮肤变好，能润肺止咳、润肠通便、乌须黑发。给大家推荐松子，我们平时当零食吃，吃熟的，做菜时也经常用到松仁，比如松仁玉米。

④　柏子仁，治伤心失神

柏子仁是一味很好的中药，我们用它来安神、助眠，同时缓解心慌、心悸，它是一味很好的滋补药。柏子仁比松子小得多，柏树的叶子我们叫侧柏叶，也是中药，能平息肝火，它是酸涩的药，还能长头发，治疗痔疮。它结的籽就叫柏子，也是一味很好的中药。

下面说一下柏子仁的药用价值。柏子仁并不是作为食品出现的，因为它的个头比较小，不像松子吃一颗顶一颗。另外柏子仁油性含量比松子高，特别不容易保存，保存不当，放一段时间就容易哈喇，走了味。但它作为一个药材来讲，有它独到的特点，它跟松子不太一样，松子偏温，核桃也偏温、偏热，柏子仁偏平，而且它对心脏（臟）、对心血影响都比较大。核桃、松子都有润肺通便的作用，柏子仁偏入心血。所以《本草纲目》记载柏子仁性平，不寒不燥，不像吃核桃、松子一样容易上火。它主要是有一个特点，气特别清香，能透心肾、益脾胃，是上品药，是一个很好的滋补用剂。

《药品化义》记载柏子仁香气透心，它是气和味双重作用。如果配茯苓、酸枣仁、生地和麦冬，就能治疗心血不足，魂不守舍，心神失养，动不动就心慌，心跳怔忡，伤心失神的人。所以治疗睡不好觉，面色憔悴，肌肤比较干燥、瘙痒的人，我们就用柏子仁配上面这些药。如果病得比较重，就用一些补肾的药，比如熟地、龟板，加点儿枸杞、牛膝，这叫三才封髓丹，制止肾精的泄露，同时也滋养心肾。

一些肝血、肝阴不足的人，可以配柏子仁增加滋阴润燥的效果。老年人腰膝酸软、腰背疼痛、阴虚盗汗，用不了热性药，可以选用柏子仁跟其他中药配合一起用。另外痰多、大便稀的人还是少用。

总的来讲，柏子仁主要治疗心的阴血不足，导致的虚烦、失眠、心悸、心慌，还有盗汗、烘热、便秘。

⑤ 榛子，润肠通便，治夜尿多、虚喘、劳嗽

下面介绍一下榛子的食疗和药用价值。说心里话，榛子的口感不如核桃、松子那么好，另外它的油性可能差了一点，但它具备坚果所有的营养、药用价值。第一个就是润肠通便。第二个补肾，治疗夜尿多、虚喘、劳嗽。榛子温热，吃多了容易上火。

现代科学研究说榛子含有各种元素，能抗癌，这是他们衍生出来的。另外，榛子含一些油，不饱和脂肪酸容易被人体吸收，有降血脂、降血压、保护视力的作用。同样现代科学分析榛子含蛋白质、脂肪，还有各种维生素和矿物质，是从科学的角度来理解。我们从中医的角度来讲，吃榛子，第一是剥壳，第二是去皮，第三防腐烂腐化，防止黄曲霉素的感染。吃榛子的时候，有时就会吃到一两颗腐败的东西，一定要赶紧吐出来，不仅没有营养反而有害。

⑥ 开心果，滋补肾精，补益心气

下面介绍一下开心果。开心果是我比较推荐的一个坚果，第一它的壳很硬，说明体内含的营养物质比较宝贵，另外开口，容易吃到，名字也起得好。我感觉开心果吃到嘴里就停不下来，真的让人有点儿上瘾，跟嗑瓜子一样，根本停不下来嘴。它能滋补肾精，另外也有补益心气的作用。

开心果树树龄很长，最早长于伊朗，后来被引种到中国的新疆，在干旱沙漠地区生长得非常好，新疆日照时间长，所以新疆出的开心果质量很

高。在没有引种之前，开心果卖到天价。中国引种以后，现在普通老百姓稍微花点儿钱也能吃到。

开心果内含的蛋白质、氨基酸品种比较丰富，甚至有人说跟牛奶类似。现代科学发现它吃完了以后能缓解压力，确实能让人开心，还有助睡眠，增强睡意。从医用价值来讲，首先它有润肠通便的作用，因为它含有丰富的油脂，另外它能降低一些血脂和胆固醇。

现代科学研究说它是抗氧化剂，有抗癌、抗衰老的作用。中医认为，还是那句话，坚果类的东西能补肾，滋补肾精，治疗一些遗精、带下、自汗、漏汗等肾精不足的情况。

我的感觉就是作为一种点心、小吃，开心果除了充饥外，更是一个让人解馋和过瘾的食品。但不要多吃，不要吃得消化不良。

 腰果，治疗咳逆心烦、口渴

下面介绍一下腰果，严格意义上讲腰果不算坚果，因为外面没有硬壳包裹着。但腰果长得很奇怪，上面有一个类似水果的果托，顶端长出一个像肾一样的果仁，它的果仁裸露在外面，很奇怪。腰果跟核桃、杏仁、开心果并称四大坚果，营养价值非常高。它生长在热带地区，在中国南方也有引种。腰果吃起来口感有点儿像花生，也有点儿像核桃，里面的结构比较致密，比较结实，吃起来口感也好，经常被我们加到各种菜肴里。

中医认为腰果味甘性平没有毒，能治疗咳逆心烦，还有口渴。《本草拾遗》说腰果仁治消渴，润肺去烦化痰。《海药本草》说腰果主烦躁、心闷、伤寒、咳逆上气。它的假果，就是果肉部分可以制成果汁、果酱、蜜饯。腰果是它的种子，可以炒制或加糖做成糕点、糖果。因为腰果含油比较多，也可以加工成食用油。还可以配合巧克力，做成巧克力糖。腰果作为一个南方的食材，给大家做个推荐，但还是那句话，浅尝辄止。

8 板栗，很好的补脾食物

下面介绍一下板栗，也叫毛栗子、栗子，我们说它是坚果，其实它的壳并不是很硬，薄薄的一层，棕色的，别忘了壳的外面其实还有个大壳，长满了刺，一个壳里包着几个栗子。我在日本成田的院子里种了一棵板栗树，一到秋天就能落下来，本身自己也会开裂，裂了以后捡起来，避免被刺扎到，把栗子取出来。

别人都把栗子说成是一个补肾的药，实则不是，它本身很甜，很糯，有的很沙，是一个很好的替代或辅助主食的食材。我们不把它说成干果，因为它不是果肉，它是种子。人类进化经过一个阶段，在神农之前有个阶段叫有巢氏，有巢氏不是在地下打洞、穴居，也不是盖房，而是在树上搭巢，像鸟一样。古书记载，他们以什么为食？就以橡栗为食，有一种橡树结的叫橡子，还有栗子，他们是吃这个的，肯定也跟猿猴一样，在树与树之间蹦来跳去、闪展腾挪，有过这么一个阶段。原因可能是地下的猛兽太厉害了，大家在地上干不过他们，只好躲在树上。但我个人认为人类是经过了上万年对食物的筛选，最后选择了最适合人体消化、吸收、利用的一年生草本植物的种子，把乔木、灌木结的种子当成点心吃，而不当主食吃，因为当主食吃真的消化不动，这就是我对它的认识。

栗子开花的味道叫栗花香。很多人认为栗子补肾，不是的，栗子甘甜，个人认为是一个很好的补脾的坚果类食材。栗子除了种子可以入药，本身的叶子和枝干，包括我们现在说它的外果皮、内果皮、种仁都可以入药，但我们一般还是把它当食品来吃。

栗子在日本也很流行，他们也有炒栗子或烤栗子的小摊，外面都贴着四个字：天津栗子。我就纳闷，为什么天津有栗子？因为天津是港口，他们对外交流的时候一般都从天津港进口北方产的板栗，这就是天津栗子。我的一些学生和患者给我送来天津的小宝栗子，也不知道是烤摊叫小宝还是种的栗子叫小宝，反正那个栗子是我吃过最糯、最软、最香的，吃完那个我就不碰其他栗子了。咱们太行山区、河北平原，包括北京郊区怀柔都是栗子的产地。

栗子的第一个吃法就是糖炒，我们在街边都能看见，一个大铁锅里放沙子，被炒得黑不溜秋，看不出来本色。里面还放糖，栗子放在里面，拿个铁棍来回搅，底下生着火，这就是我说的炮制的炮，通过间接火——石头间接地把热传导给栗子，这样不会把它烤焦，糖炒栗子就是这么来的。很多人排队买，买半斤、一斤，小纸袋装着，在寒风中就开始吃，这种吃法是最不利于健康的，栗子本身很难消化，你这么吃噎着就不好了，最好还是拿回家，喘口气坐着慢慢吃，而且一次性吃几个就可以了。

另外，如果我们把它作为一个食材，会跟其他主食（面粉）和在一起，比如蒸栗子面的窝窝头。北京有一种甜品叫羊羹，有时也放点儿栗子面，做豌豆黄有时也会放点儿栗子面。另外就是烧菜的时候我们会放栗子，有一次我们做了板栗烧白菜，其实板栗还可以炖鸡、炖排骨，还可以跟一些素菜一起搭配，增加一点花色品种，也算"五果为助"吧。只是它是助，不要当成主食来吃，吃了以后很难消化。

另外它的根皮、树叶也有一定的治疗作用，栗子叶有时可以当桑叶用来养蚕宝宝，中医认为栗子叶能润肺止咳，还能解毒消肿；外面的毛壳学术上叫种苞，能清热化痰散结；栗子开的花能清热燥湿，还能止血；栗子剥下的壳有降逆化痰的作用；栗子仁能益气健脾，书上说有补肾的作用，我不认为它有补肾的作用；栗子树的根皮能治一些风湿痹痛，但不是很常用，就不说了。总体来说，栗子种仁比较糯，比较厚，口感也好，炒了磨成粉，酿酒、做醋、做菜，在饥荒年它可以替代粮食，因为抗饿，不好消化。

9 香榧，治虫积腹痛、小儿疳积，帮助消化……

下面介绍两个大家不太熟悉的坚果，但却是很重要的药材，也是很好的食材。

第一个介绍香榧，香榧现在在浙江一带大规模种植，其实它也不是种植的，本身它是红豆杉类植物。红豆杉是冰河时期的一个历史遗存，树种很古老，香榧三年才结一次果，我们吃的粮食是一年生草本，作为木本植物，有个大小年，有一年收成好，有一年收成不好，但总算每年都有收成。香榧是三年一收，从种下这棵树到结果，确实需要时间的历练，所以有的人也把它叫长寿果。

我说一下香榧的营养价值和食疗价值。现代科学分析香榧也没什么特别的，就是包含油酸、亚麻酸、不饱和脂肪酸、蛋白质，但中医认为它有自身特殊的东西。首先我们把它视为一个驱虫的食品，《神农本草经》说它主腹中邪气，去三虫，包括被蛇咬伤以后也可以用香榧治疗。很多腹中的邪气，比如跑着、跳着，吃东西把冷空气咽进去肚子疼，放个屁就好了。但真正的腹中邪气，很多是由于饮食不节有寄生虫导致的，尤其在古代的时候，上下水做得不好，所以饮水的处理和污水的处理都做的不够好，导致寄生虫病泛滥。我跟大家讲过，以前同一条河里上面有人刷尿盆，底下就有人洗菜，这个叫水出其物即为净，眼不见为净，这是一件很讨厌的事情。以前没有化学药物，就用中药祛除寄生虫。

香榧除了治疗虫积腹痛，还能治疗小儿的疳积。所以我把香榧推荐给大家，碰到一些营养不良、肚子里有积滞、肾又虚的孩子，可以把香榧烤得香香的给孩子吃。《食疗本草》记载香榧"令人能食"，越吃越让人想吃饭，"消谷"，帮助消化你吃进去的东西，然后"助筋骨，行营卫，明目"，包括治疗一些儿童的弱视、近视，还有老年人的老花眼。

以前我们观察小孩子有没有寄生虫、虫积就看他的脸，如果脸上有虫斑，黑底上面有一些白斑点，而且纹路不规则，就给孩子吃点儿杀虫子的消积药。另外其他本草书籍记载，香榧子还有助阳道的作用，就是治疗阳痿，还有治疗遗精、带下、白浊的作用，这和补肾的作用是一样的。还有记载称它能止喘，平喘定咳，和银杏的作用有点儿像。另外现代和古代医学记载，香榧吃完了能促进子宫蠕动，所以建议孕妇或月经过多的人要少吃。主要是把它当成食品，知道它有相关的药用价值，这就够了。

10 使君子，杀虫，抑制真菌，提高智力和记忆力

下面介绍另外一种坚果叫使君子，使君子是一个很好听的名字，这个树是藤本类缠绕的攀缘植物，开出的花非常漂亮，有点儿像兰花，颜色有三种，开始是白的，后来变成粉红，最后变成深红色，结出来的籽有四到五个棱，打开以后我们吃里面的果仁。

使君子我从小就吃过，为什么？因为它是很好的驱蛔虫的药。吃它的时候味道怪怪的，我妈也不告诉我这是干什么的，吃完就往外拉死蛔虫。我们那个年代普遍都营养不良，再加上卫生条件差，很容易出现寄生虫感

染的问题，比如蛔虫、蛲虫，很恶心，当时还吃一种西药叫宝塔糖。蛔虫有一个特点，在你的胃肠道里钻来钻去，有时会钻到胃里，有时会钻到胆囊里，如果钻进胆囊人会疼死。还有一个说法就是蛔虫的神经特别敏感，你心里想啥它都知道，所以你要是给孩子吃驱蛔虫药，提前告诉孩子药是打虫子的，蛔虫立马就闭关，吃进去以后蛔虫对它没反应，所以给孩子吃打蛔虫药的时候不能告诉他，老百姓留下一句口头语"我怎么知道你的心事，我又不是你肚子里的蛔虫"。就是这么个道理。

现代医学分析使君子含有一种特殊的生物碱，这种生物碱能使蛔虫从我们的身体里跑出去，从而起到杀虫和消积的作用。但不可回避的一点是，在杀虫和消积之外，它作为坚果的一大特点——补肾、补精，促进智力发育。我们看一下历史上它的药效记载，治疗寄生虫不用说了，在《开宝本草》里记载，使君子本身就是一个很好的芳香醒脾开胃，治疗小儿厌食偏食，身体出现疳积的食材和药材，所以说主小儿五疳，即五种不同形状的食积。所谓疳积就是你看他是发育不良，张开嘴舌头红红的，嘴巴臭臭的，四肢消瘦，但肚子却是坚硬鼓鼓的，形成了像石头一样的积滞，这时我们一般用一些辛凉的泻脾热积的药物，比如用点儿秦艽、银柴胡，其中一个很好的药材和食材就是使君子，所以《本草纲目》第十八卷记载使君子的时候，就提到它有健脾胃、除虚热的作用，这就是除杀虫驱蛔之外，肯定了它的食疗和药用价值。

另外，它还能治疗真菌感染，《本草纲目》说它治小儿百病，疮癣。我说过皮肤病都是内脏（臓）疾病的外在投射，所以治皮肤病别只看皮肤表面上长没长真菌，要改变内在环境。现代医学也发现它有抑制真菌生长的作用。

使君子是一个很好的食疗或医疗的药材，我们在一些药膳里也发现了使君子，有拿使君子炖猪肉的，本身就加了佐料反佐。另外在很多中成药的配方里，我们都能看到使君子的身影，比如使君子丸，专门驱虫和治疗小儿疳积。还有一个中成药叫肥儿丸，不是说让小孩长脂肪，肥是肌肉丰满的意思，我在讲《字里藏医》的时候讲过肥和胖，肥儿丸主要作用是健胃消积驱虫，用于治疗小儿消化不良、虫积腹痛、面黄肌瘦、食少腹泻等症状，一看里面用了一些治疳积的药。现在工艺提高以后，把它从丸药变成了口服液叫化积口服液，里面也有使君子的成分。还有一个中成药叫疳积散，力量更强大了一点。所以现代科学研究也验证了使君子的以下作用：第一，驱蛔的作用；第二，抑制真菌的作用；第三，提高智力和记忆力的作用，这是我推荐它的主要原因。

⑪ 碧根果，脑力劳动工作者、熬夜的人、加班的人必选的食物

碧根果确切说应该叫美国的山核桃，个头介于中国的大胡桃、大核桃和山核桃之间，而且果实形状像橄榄球，呈椭圆状两头尖，是圆柱状。为什么叫碧根果？不是因为它的根是绿的，其实它是音译词，通过发音转过来，原名叫 pecan。这个树在北美洲和中美洲的北侧，墨西哥的北面有广泛的种植，也是一个高大乔木，按植物学分类是属于胡桃科的。

碧根果也是著名的十大食用坚果之一，它的特点是皮比中国核桃薄，口味偏苦和涩，据说最早印第安人是不吃这个东西的，用它喂猪。我以前跟大家说过，做西班牙火腿的黑猪吃的是橡子。所以，给猪吃这个树的果实是挺好的选择，猪的消化能力比较强，但美国碧根果的价格是中国核桃的三到五倍，拿那么贵的东西喂猪，有点儿滑稽，我只是跟大家介绍一下。

另外美国山核桃长得也有点儿像脑子的样子，但回路不深也不多，比较平坦，所以我个人认为它补脑子的效果比中国的山核桃和引种的胡桃要

差一点，但也是一个不错的坚果食品。坚果食品后来为什么卖开了？一个是因为加工工艺，碧根果皮薄容易碎，所以容易炒制；另外在炒制过程中加入了奶油、糖、盐，加入了去涩皮的工艺，所以口味变得不如原来那么苦涩。另外碧根果的油脂含量也比较高，我看到他们把碧根果仁直接拿打火机一点，就能点着，而且持续燃烧。从中医的食疗营养价值来讲，我们认为它补肾、补脑、补精髓的效果还是不错的，而且作为一个植物蛋白质和油脂的来源也是一个很可贵的特点。

现代医学研究说它里面含有胡萝卜素、油脂、蛋白质，还含了微量元素锌，是性成熟、脑髓发育必需的一个成分，所以我们建议老年人记忆力下降，行为变得迟缓呆板，脑容量变小了以后，吃点儿坚果。另外它跟其他坚果一样，有润肌肤、乌须黑发的作用。他们现在总拿科学方法根据成分对比说一斤碧根果相当于多少斤牛奶，多少斤鸡蛋，我告诉你，没有可比性，没必要，配饲料才这么讲，我们就说它独特的品质。

我个人认为，平时患有低血压、低血脂、神经衰弱、失眠、健忘的人，可以把这个坚果作为每天必吃的营养品，每天吃两三颗就足够了。所以，脑力劳动工作者、熬夜的人、加班的人、耗伤精血的人都可以选它。另外还是那句话，碧根果是挺好的点心，但不能当成粮食吃，否则会引起消化不良，过度肥胖。

⑫ 夏威夷果，口感非常好

夏威夷果真正的主产地是在澳大利亚，所以有人把它叫澳洲（大洋洲）坚果。因为它生长在亚热带、热带这种雨水丰沛的环境，而且这个树属于山龙眼科，科学家发现只有澳大利亚有这种坚果，就给它单列出了澳洲坚果属，挺有特点的树。它跟核桃一样，外面包着一个果壳，成熟以后掉落下来，掉落下来它自己会裂开，裂出一个小缝，但真正我们要吃的时候，它的壳特别坚硬。所以卖澳洲坚果的人人为地在果壳上拿锯子锯了个口，另外给你一个小铁片，有点儿像以前钟表背后上弦的东西，也有点儿像一把小钥匙，插进去一拧，壳才能打开。我见过的硬壳的东西太多了，夏威夷果的壳是我见过最硬的，这个壳据他们说还可以做很好的硬木燃料。澳洲坚果是我见过最结实、最光滑和最油腻的一个坚果，它跟核桃最大的区别就是它的脑子里没有脑回路，没有曲曲弯弯的东西，所以在我心目中，不管科学家怎么分析它的营养含量，我个人认为它补肾、补脑子、补精髓的效果比我们中国的核桃要差得多。

我给有补脑效果的坚果排个序，第一就是核桃、胡桃；第二就是山核桃，不太好往出剥；第三就是美国山核桃、碧根果；第四达到充饥效果的就是夏威夷果，光不溜秋，圆圆乎乎，白白净净，吃起来口感挺好，有奶香味，但真正的食疗或医疗价值，我个人认为从中医角度来讲差了一点。

夏威夷果很贵，最早属进口食品，被澳大利亚人垄断，在别的地方不好移植，另外无论是碧根果还是澳洲坚果，生长周期都比较长，一般栽种五年才能结果，到了盛果期需要十年到十几年。因为培养周期长，导致它产量受限，所以价格被哄抬得很高。后来采取了嫁接技术以后，结果期从五年缩短到两三年，技术提高了，再加上中国人把热带、亚热带的高档经济植物都引种到中国气候适宜的地区，比如海南省和广西省，还有台湾省，引种了以后以中国人的智慧，它们的产量、质量方面逐渐提高，最后把特别贵的坚果价格打下来了。

现代科学研究澳洲坚果含油量大概有百分之七八十，不饱和脂肪酸含量比较高，所以对人体有益。我个人认为它的口感比较好，不像碧根果还有一种苦酸涩的感觉。

现代科学用它治疗的疾病，一个是针对高血脂导致的动脉粥样硬化，天然的植物油对降低胆固醇，以及由胆固醇高导致的粥样硬化确实有好的效果。现代研究发现夏威夷果能降血压，将血脂、血压控制在一个健康状态，确实对身体是有好处的。另外我们知道糖尿病患者不能吃淀粉含量高的东西，可以适当加一些补肾的坚果作为食物的来源，我一直推崇坚果补肾，现代科学也证实澳洲坚果能调整血糖水平，改善糖尿病患者的新陈代谢，特别是脂肪类的代谢，再加上它又是抗氧化剂，所以是现代糖尿病患者的一个福音。其他我认为就有点儿商业化了，说吃夏威夷果的人得癌症的少，得乳腺癌的少，得肠癌的也少，我觉得有关联，但并非因果关系，不是那么直接一加一就等于二的。

另外澳洲坚果补肾的作用还体现在治疗一些风湿性的关节炎，中医叫风寒湿痹，还有一些皮肤病，一些跟衰老相关的问题，比如骨骼脆化，骨骼钙流失，夏威夷果还是有很好的食疗价值的，所以给大家做一个推荐，可以作为老年人或有相关疾病的人的食疗选材。

总结一句话，坚果是补肾的，外壳坚硬，不好取出来也不好消化，可以作为点心，可以作为治疗时救急使用，不建议常吃。

第  章

五畜为益之猪

———

　　猪营养价值最高、最滋阴补肾的部位是猪脑子，其次是猪的脊髓，再就是猪的骨髓。另外，补精血、补益效果最好的部位是猪的内脏（臓），内脏（臓）分脏（臓）和腑，补益程度最高的是心、肺、肾（腰子）、肝，这是脏（臓）；腑里补益最好的是猪肚，是我认为最香的。

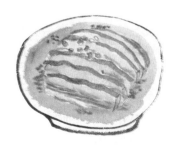

1 猪营养价值最高、最滋阴补肾的部位是猪脑子

到腊月，南方人开始烧腊味，北方人开始杀年猪。现在的孩子们都生活在城市里，吃的猪肉也是做熟的猪肉，难得自己动手在家做饭。做饭的话可能知道什么叫五花肉、后臀尖、后腿肉、肘子、里脊肉，不做饭的话根本一无所知。

杀年猪也是全村或街里街坊的一件大事，一般都是一家杀猪，部分人帮忙，全村吃肉，很热闹。现在，基本上买菜买肉都是去菜市场，猪都被赶到肉联厂，为了提高产量，选的猪也从中国人原来吃的黑猪变成了乌克兰大白猪，味道差了很多。

借着杀猪菜，说一下猪不同的部位，不同的营养价值，还有不同的吃法。

我小时候见过杀猪。猪知道自己要被宰了，嗷嗷直叫，叫声非常凄厉。几个人把猪牵进来，抬在案子上捆好，因为猪会挣扎，腿什么的都捆好，把脖子探出来，底下放个盆，盆里放水，杀猪的师傅过来一刀子就从猪脖子颈动脉攮下去，猪血就出来了，流一大盆，这盆血是待会儿灌血肠用的。猪杀好了以后趁热，马上把猪放进旁边煮好的开水中，开始褪毛。

大同周边有死火山，总有那种带窟窿眼的石头，我们老家拿那个趁热褪毛。褪毛之前还有道工序，拿刀在猪蹄子上开一个口，杀猪的老师傅就从那儿往里吹气，活活把猪吹起来，我也不知道气是从哪儿进去的，后来学了解剖才知道是从皮下肉上的筋膜进去的，一吹猪就鼓起来了，鼓起来以后褪毛就特别利索。然后开始切割，猪肉是这么分的，正常卖得起价钱

的就是两扇肉，一劈两半，从中间剖开，猪头、猪蹄、猪尾巴算一副，这是一个锅单做的。

另外猪下水，就是肺、心脏（臟）、肝。脾是不要的，脾和胰腺是人不吃的。因为脾是免疫器官，胰腺是消化器官，吃的口感不是很好。猪的胃、小肠、大肠，还有一个重要的就是猪的膀胱，老百姓叫尿脬，尿脬也是不能吃的，因为嚼不动，这些一般都来干什么呢？充起气挂在外面当招牌用。下水整个是一副单独做的。

然后把猪从脊柱腔骨一分为二，各一扇猪肉。所谓五花肉就是猪的肋条以下肚皮上的那层肉，三层五花，也就是猪最嫩最好吃的地方，鱼也是这样，鱼腩最好吃。我们经常说的里脊是腔子里附着在脊柱周围的那条肉，是最嫩的，甚至可以生吃。外脊肉是在猪的督脉旁边膀胱经上，猪皮底下盖的那条肉。剩下就是前腿肉、前肘子，后臀尖屁股蛋上的肉，这就是猪肉的基本分类。

我说过猪营养价值最高、最滋阴补肾的部位是猪脑子，其次是猪的脊髓，再就是猪的骨髓。再说它补精血、补益效果最好的部位是猪的内脏（臟），内脏（臟）分脏（臟）和腑，补益程度最高的是心、肺、肾（腰子）、肝，这是脏（臟）；腑里补益最好的，是猪肚，是我认为最香的。猪肚、小肠、大肠、猪的下水，补益效果比前面的差一点，一般平补平泻的就是四肢腿上的肉，其他的各个部位也是平补平泻，所以古代的有钱人绝对不碰下水，营养够了，就把下水留给穷苦人吃，炖下水、炒腰花、涮脑花，就补上来了。

特别推荐猪皮的营养价值，猪皮在古代叫猪肤，指皮下的那层油，也就是它的膘。在古代作为一个滋阴润燥的食疗方，在《伤寒论》上就有记载。所以我们现在碰到一些阴液损伤的人，会建议他炖点儿猪皮汤。

猪蹄要炖得烂烂的，猪那么重，全靠四只小蹄子支撑着，蹄子得多大劲，所以烧蹄筋是营养价值最高的，我有时馋了就想啃猪蹄，而且手把着猪蹄啃的感觉特别好。

教大家一个挑猪蹄的方法。第一，就是避免被骗，很多商家把猪蹄里的蹄筋掏走了，就卖一个空壳的猪蹄，因为烧蹄筋是一道挺名贵的菜，鹿蹄筋、牛蹄筋、猪蹄筋在饭店卖得很贵。第二，要学会挑猪的前蹄和后蹄。猪也是"四轮驱动"，但发力点是不一样的。我们想吃蹄筋，最粗、质量最好的是前蹄，把猪蹄掌心朝上放开，靠近它相当于人手腕的大陵穴、内关穴的位置，首先它有三四道皱褶，其次掰开它的皮看，能看到一根很粗大的蹄筋，这就是前蹄。因为猪是偶蹄动物，通过观察皱褶和蹄筋的位置，就能分辨前蹄、后蹄。后蹄没有皱褶，它的蹄筋在相当于我们手背的外关穴和阳池穴的位置，这个地方有一根筋，而且这根筋也不是很粗。这就是挑猪蹄的秘诀。

② 肉皮冻，可治疗皮肤干燥、脱屑乃至皮肤干裂等问题

下面说一个我特别推崇的猪肉的加工方法，就是做肉皮冻。大家都知道吃阿胶、龟板胶、鹿角胶有补益的作用，补是因为它有胶所以黏，能把漏洞堵住。但现在阿胶炒得越来越贵，一般人吃不起，吃不起没关系，有其他替代品——猪皮冻。其实猪皮冻、鸡皮冻、鱼皮冻都是熬完了肉以后留下的肉汤，冷却以后自然凝固成皮冻。但真正为了做猪皮冻，也可以单独做这道菜，方法是选新鲜干净的猪皮。

我前面说了猪肤汤，猪皮底下有一层油，很多厨师都建议把这层油刮下去。我认为没必要，因为做成皮冻，猪油会浮在皮冻的上面，到时把猪油取下去就行了，没必要提前把它刮了。另外猪油作为一个很好的溶剂，

在蒸煮的过程中，能更好地把猪皮里的营养物质，蛋白质、胶类溶解下来。这是我跟他们的不同的观点，大家可以尝试一下。

猪皮焯一下水，然后切成丝或块，改一下刀。做猪皮冻有两种方法，一个是做清冻（也叫水晶冻），一个是做浑冻，浑浊不透明的。清冻就是不加任何颜色、调料，单纯把猪皮和大概三倍的水放在锅上蒸，蒸的时候上面要盖保鲜膜或盖一个盘子、碗，不让蒸汽接触猪皮，要蒸两小时。蒸完了以后，自然冷却得到的肉皮冻就叫清冻，晶莹剔透，放点儿蘸料吃，这就是清冻。

浑冻一般是炖或煮出来的，把切好的猪皮放到锅里加三四倍水，因为熬的时候要敞开锅，如果猪皮本身清洗不干净，会有一种怪味。所以，炖猪皮的时候一定要敞开锅炖，让气味散一下，煮肉皮冻的时候可以加点儿姜、葱、八角、花椒、香叶、肉桂等香料，然后加酱油调一下颜色，小火慢慢炖煮。炖煮完了以后把这些香料捞出去，留下肉汤和肉皮，自然放凉，也可以放到一个容器里，放进冰箱，两小时以后，琥珀色的肉皮冻就形成了。去掉上面的浮油，切成片蘸着汁吃。还有的是在煮得特别烂透以后过滤，把猪皮去掉，留下汤凝固，变成一个Q弹爽滑的猪皮冻，就是不带肉皮吃，所有的方法都可以。猪皮冻建议大家少放盐，因为猪肉有滋补肾阴的效果，少放点儿盐，可以蘸点儿醋。

我用这个食疗的方法治疗皮肤干燥、脱屑，甚至皮肤干裂程度很高的患者，现代医学叫鱼鳞病，而且说终生好不了。我一般用中药调理，另外食疗建议就是用醋蘸猪皮冻天天吃，跟天天吃阿胶一样，最后被完全治愈，皮肤光滑得很。我治疗过一位比我小几岁的女性患者，年轻时也是得了鱼鳞病，皮肤脱屑，一脱衣服全是皮屑，自卑得连对象都没法谈，怕人嫌弃。她四十多岁找到我，我给她完全治好了，现在皮肤跟正常人一样。她还感慨："徐大夫，我年轻时认识你就好了。"也不一定，没准年轻时碰到我那会儿还不会治病。

痰湿重、舌苔厚的人少吃猪皮冻，我是给阴虚火旺的人滋阴润燥的，不是增加痰湿的。

另外，别看不起这些不属于两扇肉里的肉，我很推荐猪头肉，小时候我家炖过，猪头、猪尾巴、猪耳朵，我爸卤肉卤得特别好，炖完了以后趁热乎把肉都剥下来，一层一层码上，拿石头一压，等它冷却了以后就变成千层的猪头肉，吃的时候一切。猪头肉凉拌着吃也挺好吃，是一道很好的下酒菜。

为什么推荐它呢？猪身上有皮，又有胶类，而且猪耳朵内还有脆骨，猪头里最好吃的是猪舌头。我们午餐时给大家做猪心，大家都觉得太腥了，我后来跟厨师说别买猪心了，买点儿猪舌头吃，既好吃又不那么腥，还能补心。

我当年毕业分配留在东直门医院，隔一条马路就是著名的北京簋街，东直门内大街。几个在外面做按摩的朋友回来找我，请我吃饭。我记得在簋街的一家小饭馆里吃了一盘猪耳朵，让我魂牵梦萦，从来没吃过那么好吃的猪耳朵。现在想想里面应该也有科技与狠活，让人觉得那么好吃。所以真正说解馋的话，我个人认为是猪肉，猪肉里最解馋的就是猪头肉，还有猪蹄，当然你说你把红烧肉做得挺好吃，我也不反对。

③ 烤乳猪，八珍之一

下面说一下著名的烤乳猪，我在广东吃的烤乳猪非常好吃。以前吃过烤鸭、烤全羊，后来吃到烤乳猪。我觉得烤全羊完全是噱头，我小时候在内蒙古生活过，真正好吃的新鲜羊肉都是手把肉，清水一煮加点儿花椒，出锅时加点儿盐就很好吃，烤得焦了吧唧的，味道不咋地，还总是有种外焦里不熟的感觉。

中国人把烤乳猪做到了极致，但我对端上来的全猪，而且是小乳猪会有点儿心理障碍，后来大概饭店老板也了解了食客的心理，改成一人几块。烤乳猪切成正方形的小块，上面是金黄色的脆皮，下面是白色的脂肪，底下是红色的肉，吃到嘴里满嘴留香。

历史上在西周时期，烤乳猪就被列为八珍之一，当时叫炮豚。中国古代把猪叫豚，现在日本人还把家里的猪叫豚，把野猪叫猪。关于烤乳猪的技术，南北朝贾思勰写的《齐民要术》里说，"色同琥珀，又类真金"，青黄色的颜色，"入口则消，状若凌雪，含浆膏润，特异凡常也"，把猪肉的香气、滋润的口感描述得淋漓尽致。乳猪用的就是小乳猪。多大算小乳猪？一般都是长到几个月大十斤以内的猪，用盐、糖、十三香、芝麻酱腌制好了以后，在表皮刷上麦芽糖，再去烤制，这个制作工艺咱们学不来，想吃就到饭店去点，很好吃。

 猪头肉，猪肉最解馋的部位

到了北方就不是烤乳猪了，北方叫"鸿运当头"或扒猪脸，也是只有饭店才能做，我小时候家里也做过，我爸爸做的，东北一些有大铁锅、柴火灶的地方还可以做。现在很难想象你到菜市场拎回一个猪头，先用喷火枪给猪头、猪皮燎毛，燎黑了，泡热水里拿钢丝球搓毛，再切耳朵，拿一个大砍刀，从猪的鼻梁中间把猪头一分为二，把舌头掏出来，拿钢丝球刷一遍，再把耳朵里的耳垢清除了，这套程序确实在家里做不太现实，但我觉得如果在农村或有大铁锅的地方，过年时自个儿下厨做一下，挺有意思。猪头是祭祀用的，祭祀完了先人，自个儿享受猪头肉的快乐。

烀它或焖它的方法还是一样，炒香各种香料，提前炒糖色，一块泡进去小火慢炖，时候到了它的香气自然就出来了。

我吃过最香的猪头肉是在北京新发地边上，一家新发地的人开的饭馆。他做的猪头肉叫"鸿运当头"，夹着现蒸出来的馒头吃，那个味真是解馋，都说猪肉解馋，我觉得猪肉最解馋的部位还得是猪头肉。

5 猪肉酱，不仅能充饥，而且能解馋

再给大家分享一个早餐猪肉酱，也可以叫猪油酱，这是一个西餐的吃法，怎么学到的呢？我有几个德国学生，有个男生叫 Thomas，女生叫 Leslie。世界上特别喜欢吃猪肉，而且做得比较好的两个国家，一个是中国，另一个我觉得就是德国。德国人做肘子、卤肉、香肠，而且德国人还吃酸菜，酸菜配土豆。德国人吃猪我觉得很豪爽，也很奇怪，有人现在总担心欧洲被穆斯林和黑人同化，我觉得德国不大可能，为什么？因为德国人吃猪太厉害了。

猪肉酱的制作方法就是跟我的德国学生 Thomas 学的。他放假后回了德国，从德国回来时从家里带了两罐猪肉酱送给我，他说："这是我们早餐抹面包吃的，上次我们去凯宾斯基德国啤酒馆吃，你对抹面包的酱特别赞赏，我就带了两罐我妈妈做的。"我一吃特别好吃，猪油里有油渣，还有点儿肉末，还有一些香料，抹在面包上真是香，我认为比我们单纯的猪油拌饭好吃。

后来我问他怎么做，他也告诉我了，在这里给大家传授一下。就是把猪五花，或者偏肥的猪肉切片（块）放到锅里小火慢慢翻炒，然后就开始出油，里面别加水，就慢慢炼它，炼完了以后等油开始变得微黄，然后变得

棕黄，油渣就出来了。这时先把油渣捞出来，控干油晾在一边。洋葱切成丁，等油温上来以后就把洋葱放进去炸出水汽。

特别绝的是他们也懂得阴阳配伍，懂得拿酸味反佐辛味，这时将几个去了皮的苹果切丁放进去跟洋葱一起炸，一个辛一个酸，很有意思，出乎我的意料。他们放的香料就是鲜的百里香，是西餐常用的一个香料，也有干的。如果我们找不到，直接放点儿八角、花椒和桂皮进去，跟它一起炸，别炸黑就行。这时不停翻炒，等苹果的水汽和洋葱的水汽逐渐炸出以后，把刚才弄出来的油渣在案板上切碎，切碎以后再放到锅里跟洋葱、苹果丁还有香料一起炸。炸到颜色逐渐变得棕黄，而且有点儿偏黑的时候，就可以出锅了，出锅前可以撒点儿盐，把我们加的香料捞出来，最后放到一个罐里，再放到冰箱静置，或者放在常温下。

第二天一罐非常好的猪肉酱就做好了，抏上一勺，油浮在上面，可以往下探一下，把油渣舀出来，抹在面包上，直接吃真是香，非常解馋。通过对猪的介绍，大家对食材有更深刻的了解，猪肉不仅可以充饥、解馋，还是一个非常好的滋补品。

6 咸肉跟腊肉的区别就是制作时间

下面说一下咸肉、腊肉和火腿。很多人，包括厨师界对这些基本概念也解释不清，反正也用不着，很多人吃了好吃就行，管它是什么。但作为研究烹饪、研究食疗、研究中医的人来说，我们还是有必要把这些概念搞清楚。

古代没有冷藏、冷冻、保鲜的技术，想把食材保存下来，唯一的方法就是用盐腌制。用盐腌制，不分四季，得到一头猪，也得这么腌。通过盐腌来保鲜，再加上烟熏。特别是在一些南方地区，比如四川山岚瘴气、阴冷潮湿的地方，拿盐腌了也容易出问题，容易长蛆、霉变。后来人们发现烟熏以后不长虫、不霉变，所以就把它挂在了火塘周围。

我在四川厚朴山上，住在农户家里，看到屋子中间有一块是露天的，就是上面有个棚，棚四围是空的，热气、烟气可以从周围散出去，但上面下雨淋不进来。天窗的下面就是火塘，火塘里烧着木头，一年365天不灭火，山上的木头也多，烧的全是剥了皮的厚朴树的树干。厚朴树皮的药用价值很高。我以前给大家讲过，我们爬山回来出汗，第一件事就是撩起衣服，背对着火塘，拿火烤后背，我们叫炙背，这也是一个解乏、预防疾病的好方法。在火塘的上面挂着一圈腊肉，拿烟熏它，乌漆麻黑的。四川旅游区都卖老腊肉，这个"老"就是好几年了，烟熏得都发黑了。这是一个保存的方法。

咸肉跟腊肉的区别就是时间。我们经常说道地药材、地道药材，都一知半解，不知道到底是什么意思，也不知道地道和道地哪个对。其实，地指出产的地域，在哪儿出产，道指天时。所以说人法地，地法天，天法道，道法自然，天应该摆前面，应该叫道地药材。如果这儿生长的这个东西是特产，不按照天时去种、采收，只能叫地而不叫道；如果是按天时种的，但不是在这个地方产的，这叫道而不叫地。所以，道地一定要结合起来。咸肉跟腊肉的区别就是一年四季都可以做咸肉，只有腊月做的咸肉，风干了才叫腊肉。

火腿风干的时间更长，而且火腿用的是猪后腿。一般腊肉用的是五花肉。后腿肉、前腿肉都比五花肉结实、紧密、有嚼头，所以也好吃。火腿的保存时间、制作时间更长。这就是它们三个的区别。

先说一下咸肉。北京也有很好的咸肉，几乎可以媲美金华火腿和宣威火腿。过去北京天热的时候，肉没法保存，人们就想到这个办法。把猪的后腿剔掉骨头，将盐和花椒炒了以后抹上，拿盐腌。腌几天以后直接用上好的酱油，把猪后腿泡进去，一般要泡 7 ~ 10 天。泡完了以后拴上绳，放在外面晒干或晾干，这就是北京著名的咸肉，可以媲美火腿。我们在家也可以自己做咸肉和腊肉。

我吃过最好吃的咸肉是四川攀枝花的一位女患者送我的。我给她治好了病，她给我送来半扇咸肉。我说："这到底是什么东西？说火腿它不是腿，它是肋骨；说腊肉它不是腊肉，它是咸肉。"后来我问她怎么做，她说蒸或煮都行。当时在龙头公寓我们体育馆租的房子有厨房，用大锅煮熟了，满屋都是香气。同学排着队，拿着碗、筷子，一人分一块，真的很香。

咸肉的制作也没有那么复杂，大家可以学一下。选咸肉一定要选现杀的新鲜猪肉，冰鲜的或冰冻过的就别做了。因为现代工业化的运作，会把自己的缺点当优点宣传，比如现在宣传排酸肉，也就是说现杀的猪你不能吃，得放到冰库、冰箱先冷冻，美其名曰让它排酸，然后再吃。我就不相信这种论调，现杀的东西总是最好吃的，因为从道法自然的角度来讲，自然界生物进化都是狼吃羊，老虎、狮子吃牛，难道把牛弄死了，在那儿等排酸再吃？

五花肉买回来切成条，三指宽，带皮、带油、带膘、带瘦肉。然后放到干净的盆里，用高度数的白酒涂抹五花肉的各个层面，涂抹完就让它泡着，记住不要沾生水。另起锅炒细盐，炒得盐有点儿微黄的时候放入花椒，如果有其他香料放进去也行，比如香叶、八角、桂皮，其实单用花椒就行，把椒盐炒出香味。然后把用白酒洗过、泡过、揉搓过的肉放到另一个盆里，等椒盐放凉了就开始涂抹肉的表面，每个位置都给它涂抹到。准备一个干净的盆或干净、透气不上釉的陶瓮，把肉码进去，放在阴凉地，不要盖上盖，上面可以放点儿笼布，保持它能透气。

然后就腌制，根据当地的气温和环境，掌握一下腌制的时间。而且每天要翻一下肉，把肉杀出来的血水倒掉。按腊月天来说，在北方要腌

5~7天。等腌好了以后，就把它一条一条捞出来，准备一锅开水，把每条肉都放进去，氽烫10秒、15秒，然后用绳把它拴起来，挂在外面晾、晒都行。冬日的暖阳可以晒，夏天就不能暴晒了，夏天只能在阴凉通风的地方风干。

如果不是在腊月，还有一道工续，最好用白醋把表面刷一遍，预防生虫，腊月不存在这个问题，没有那么多虫子。这时风干7~10天，基本上咸肉就做好了，近乎腊肉。咸肉做好以后拿回来洗干净，洗一下灰尘，然后切成片，上锅蒸20分钟，就是非常好吃的咸肉片或腊肉片。大家尝试在家自己做，享受一下美味。

7 自制香肠

进入腊月就到了做腊肉、腊肠，还有腊鸡、腊鱼、腊鸭等各种腊味的时候。为什么要讲究时候？中国人吃饭特别讲应时当令，就是要顺应天时。北方到了冬天，肉类是容易保存的，因为天寒地冻，肉放在外面、院子里会被冻得硬邦邦的。蔬菜可以放在地窖里，避免挨冻。所以对做成腊味的需求并不是很强烈，也不是很大。而南方的气候比较阴冷潮湿，肉存放不住，古代没有冰箱，也没法冷藏，所以他们一般会把现杀好的肉做成腊肉。步骤一个是盐腌，再一个是风干，还有加烟熏，其实是为了防腐。防腐本来是初衷，但后来又诞生了一种新风味，有了细菌参与发酵，肉的蛋白质在烟熏的情况下出现了异化反应，就出现了一种更美好的风味。尽管现在有了冰箱也可以买到新鲜肉，但制作腊味的传统还是保留了下来，因为好吃。

我是北方人，接触腊肉或广东那种烧腊比较晚，工作以后在北京吃到了全国各地的食物。小时候是定量供应，那会儿粗粮能吃饱就不错了。小时候看书，看到了有一种食物叫香肠，我就不理解什么叫香肠。看高尔基的三部曲《童年》《在人间》《我的大学》，记述他成长的过程，我在高尔基的小说里看到，有一次他约同学在家吃饭，偷吃了他姥爷家的香肠，然后被姥爷暴打一顿，木棍上的刺在身上扎了几十处，后来被挑出来。我那会儿就想到底是什么东西值得让一个人挨这顿毒打？

我印象中小时候我爸带着我们家三个孩子做过一次香肠，还是我俩妹妹回忆起来的，我只记得我爸教我做鱼、做饭。俩妹妹斩钉截铁地说："爸爸教过咱们做香肠。"我仔细想一想，模模糊糊有这么个印象。

其实北方人也会做肠，东北人是灌血肠，把杀猪放出来的猪血灌到肠子里，穷苦人家什么东西都不能浪费。不论在南方、北方，我们在家都可以学学做香肠，为什么呢？因为在外面买的香肠，里面放的什么肉咱不知道。为了香肠的保质期，为了销量，里面加了什么添加剂咱也不知道，反正我是不吃外面买的香肠，除非特别值得信任的香肠。所以在家自己做更保险，而且做这个东西确实不是那么费劲，难者不会，会者不难。

我吃过最好的香肠是北京的朋友康健给的，他岁数比我小十来岁，是搞设计的，自个儿在密云开了一工作室，很有品位。他的夫人是我的学生，也是我的病人。后来我们去他家玩，看他的工作环境，我印象中他有台特别大的苹果电脑用来搞设计。某年冬天他突然来看我，拿着以前副食店用的马粪纸，就是包点心的纸，上面还有一块红纸，写着是什么香肠，谁做的，哪年哪月做的，他说："这是我自己做的香肠，你尝一尝。"

那是我吃过最香的香肠。香肠里的肉好吃，味道醇厚。他给了我两包，本来说煮一包吃，后来我恨不得把两包全吃了。然后我就问他："你怎么做得这么好吃？"他说："没什么原因，就是一个，肉要新鲜，选的肉要好，部位就是前腿肉，有的人也叫前夹肉。选囊膪，选五花肉就做不出来这个味。里面调料配的也是秘方，突出虽有药香，但不能压住猪肉的香，而要衬托猪肉的香。"

我们诊所原来有位厨师叫罗珊，是四川自贡人，她做的香肠也非常好吃，但四川人总是要加辣椒，但也有不辣的，做得很好吃。

平时你们看我晒早餐，有时我会晒哈尔滨红肠。哈尔滨红肠是俄式香肠，就是我说的高尔基挨打也要吃的那个香肠。它的特点是里面的肉是打成肉泥的，但会放几个猪肉肥膘的丁，所以吃起来特别解馋。哈尔滨红肠有秋林红肠，最好吃的是当地人买的商委红肠，网上买不到，网上能买到的也是假的。当地人都吃不到，都在门口排队，而且商委红肠不网售，因为好东西产量就是低，来路不明的香肠我一般不碰。

另一个香肠就是广东香肠，里面放很多糖，所以口味是甜的，我不太习惯，吃几口就算了。但之前我去东莞讲课，讲完课走的时候邀请方给我拿了点儿礼物，大概是三盒广式腊肠。回来以后没在意，我的随行人员说："老师，这个腊肠太好吃了。"我一吃还真好吃。

好吃的标准是什么？肉的质量好，就是选择的食材质量好，嚼起来肉有回味，而不是饲料喂出来的，一嚼就是干不呲咧的味道；配方也好，没有腥臊之气，都是要下功夫的。

做香肠有个偷懒的方式，直接从商店、副食店买肠衣。肠衣都是小肠，来源有两个：一个是猪的小肠，一个是羊的小肠。有个俗语叫羊肠小道，羊是食草动物，需要消化食物的路径比较长。所以一般一只羊的肠会达到 40 米长，把羊的小肠通过工厂清洗、加工，然后剥离油脂，刮去小肠里的肉绒，就得到透明的肠衣。肠衣有时也做医疗用，主要还是用做食品，所以可以买现成的肠衣。也有拿猪小肠做成的肠衣。肠衣一般是干燥以后用盐腌着保存，买回来以后要灌香肠了，把肠衣用凉开水泡发，洗去它的盐，肠衣就可以用来灌肠了。

如果不嫌麻烦，可以自己动手做肠衣。一般是买来猪的小肠，先剪去小肠附着的网油，注意剪的时候别把肠子戳破。然后翻过面拿筷子挑起一头，这时把肠的内容物先清洗了，再用刀背、木片或竹片刮肠绒，别用铁器。刮完以后再用盐加醋、淀粉清洗，清洗几遍，再用清水灌进去冲洗，这时就会得到一条透明的肠衣。一般是一头拴紧，一头吹气，把它吹成有点儿像气球棍那样，吹起了扎紧，放在外面晾干。这就是自己做的肠衣。也可以现吃现做，不用晾干，就拿刮好的肠衣灌香肠。

香肠的内容物，比如猪肉，我说了用前腿肉，前腿肉的特点就是肉非常结实，而且筋道、耐嚼、不囊。前腿肉是瘦肉多、肥肉少，如果想大快朵颐，就切成粗丁；如果想吃的细腻点儿，就剁成肉馅、肉糜，都没有关系。最好别用绞肉机，绞肉机其实是将肉撕扯开的，会影响肉馅的口感。

剁成肉馅以后，就跟拌饺子馅一样往里加调料。首先，要加一小杯高度白酒，然后根据口味加入五香粉，喜欢吃辣的放点儿胡椒粉、辣椒粉，加入泡好的葱姜水，还有泡过花椒、八角的水，顺着一个方向搅拌、上浆。最后可以加点儿水淀粉，一定要少量，然后放点儿香油锁住水分。

这时肠衣做好了，馅儿也做好了，就要灌肠。可以专门从网上买一个灌肠器，有点儿像装修工人贴封胶，往窗户边上喷白沫，然后凝固了的那个机器，有点儿像枪。如果不讲究，家里有漏斗就行。把肠衣排好了，一头扎紧一头套在漏斗嘴上，全套好了，从上往下灌肉馅。可以拿擀面杖往下一点点杵，杵到香肠里，让它逐渐充盈、充实，接着往下灌。中间可以用绳打几个小结，形成一段一段的肠。为什么这样做呢？避免在晾晒或蒸煮的过程中一端爆裂，导致整根肠毁掉。一节一节的就灌好了，最后扎好，封口。放在通风、不见阳光的地方晾晒，因为见了阳光以后油脂会有不好的反应。这就是风干肠。

晾晒好了，干燥以后可以收起来，等吃的时候上笼蒸，大火蒸20分钟，肠就熟了。然后自己切片吃，炒菜吃，用馒头夹着吃，都很香。大家可以学着做一做。

8. 烟熏腊肉的制作方法

一般腊肉用的都是五花肉，火腿用的是猪后腿。但前面说了，我吃过的咸肉是带排骨的，其实用排骨做的咸肉和腊肉更有风味，因为里面有了骨头的成分。吃肉的话一定要啃骨头，吃带骨头的肉，连筋带肉、带骨髓一起吃。排骨虽然没有骨髓，但经过腌制、风干以后，有一种特殊的风味。

大家可以尝试买点儿排骨，上面的肉不要剃掉，拿回家以后同样的操作方法。排骨也不要切断，一根一根肋条之间，拿刀划开。还是同样的操作方法，先拿高度白酒洗一遍，然后炒一下盐，十斤肉三两盐。然后放入桂皮、八角和香叶，还有花椒，炒热放凉涂抹。涂抹完了以后放到盆里或缸里腌制 5~7 天。腌制完了以后，拿出来挂在外面风干。风干到 5~10 天以后，腊排骨就做好了。腊排骨最好是开水上锅蒸，蒸完了以后抱着啃。吃新鲜的排骨和吃腌制风干的排骨，完全是两个风味，后者更加醇厚、深入。

9. 酱油咸肉的做法

另外说一下北京酱油咸肉的做法，其实做出来的风味比风干腊肉更醇厚一些，因为渗透得更深。

准备五花肉也好，后腿肉也好，也是拿高度数的白酒洗一遍。在锅里放水，不用油，千万记住不要用油。水煮开以后分别下入八角、桂皮、香叶，还有花椒，同时放入料酒和酱油，生抽和老抽都要放进去，最后就组成了半锅酱油汤。香味出来以后就关火，放凉，这时把用白酒洗好的五花肉或后腿肉放在一个盆里，把放凉的酱油汤浇进去，没过肉或不没过肉，每面、每个部分都给它蘸上酱油，放到阴凉处，可以盖块布防灰尘，但要保持通风。就这么腌 7 ~ 9 天，中间要翻面，腌好了以后回头过一道开水，烫 15 ~ 20 秒。然后就可以挂在通风、阴凉的地方风干，7 ~ 15 天就可以食用了。

酱油肉入味更深，味道更醇厚，吃起来比腊肉或咸肉更香，大家都可以试一试。

另外家里没有火炉或火塘，想吃烟熏和腊肉的，其实也可以做到。准备一点儿干的松枝或松针，在家里的灶上弄一个铁锅，底下小火，上面放个笼屉，把风干好的腊肉一条一条放在笼屉里。底下小火慢慢烤铁锅的锅底，开始受热，然后变焦，出烟。就用这个烟，蒸腾上来，通过上面的抽油烟机抽走，烟熏腊肉的味道就出来了。大家可以尝试。

第 ⑧ 章

冬季常见腌制菜品

———

　　进入腊月后有很多事要做，特别是跟吃有关的。我以前讲过腊月有一个很重要的祭祀活动，因为丰收了，不论是打猎得到肉，包括畜牧业养的家畜，还是五谷丰登，种植的粮食，和植物的果实，丰收后的第一件事就是要祭天，感谢天，感谢地，感谢祖宗。所以这就形成了腊祭，有的地方把腊叫昔，昔祭，但我们还是叫腊祭。

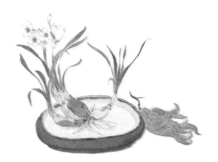

讲一下腌菜，腊八蒜、糖蒜、薤头、酸菜，还有萝卜干。

进入腊月后有很多事要做，特别是跟吃有关的。我以前讲过腊月有一个很重要的祭祀活动，不论是打猎得到肉，包括畜牧业养的家畜，还是五谷丰登，种植的粮食，和植物的果实，丰收后的第一件事就是要祭天，感谢天，感谢地，感谢祖宗。所以这就形成了腊祭，有的地方把腊叫昔，昔祭，但我们还是叫腊祭。

有关腊月准备的食材，肉类、蔬菜类都有很多，有我们要腌的腊八蒜、腊肉，各种各样的。

腌腊八蒜的禁忌：第一不能沾铁器，第二不能沾油，第三不能沾生水

先说一下腊八蒜。腊八蒜其实是北方的一个传统小吃，我不太知道南方人是不是这么吃，但我知道南方人吃类似的东西，叫醋泡薤头。薤头就是我以前说过的中药薤白，也叫小根蒜，是中国最古老的蒜，现在我们吃的大蒜其实叫胡蒜，是从西域过来的。

腌腊八蒜的目的是什么？是为了过年吃饺子。腊月初八腌上蒜，"醋"怎么写？左边是西，右边是昔。"昔"怎么写？二十一日。腊八泡上，加二十一天，大年二十九。有时过年是大年二十九，有时是大年三十。大年三十那天干什么呀？除了吃饺子，还有大鱼大肉，各种肥腻，所以需要一种开胃解腻的东西，醋是最好解腻的。如果吃生蒜蘸点儿醋也行，但这是分离的。如果让它俩提前融合，就是醋里有蒜的味，酸里有辣，而蒜里有

了醋的味，还有一些糖味和咸盐味，那种辣就不那么刺激，而是互相融合了，这叫和合。而且吃腊八蒜有个特点，没有蒜臭。腊八蒜是碧绿的，很有意思。

给大家说一下腊八蒜的腌制方法，后面还要说一下怎么腌藠头和糖蒜。腊八蒜选紫皮蒜，比较辣，而且比较结实。蒜怕冷，你放到冰箱或放在外面冻一下，就蔫死了。它不像葱，冻不死的葱，饿不死的兵。葱冻得硬邦邦拿回来解冻以后还能活，蒜是怕冻的。

腌腊八蒜有以下特点：第一，不能沾铁器；第二，不能沾油；第三，不能沾生水，所以剥蒜的时候得小心点。有些人图省事，直接拿一头蒜在底部、根上咔一刀切开，然后就开始剥。还有一些人说腌腊八蒜的时候要把蒜的根切掉或剪掉，这就非常扯。所以一定要小心，别把它弄破，别把它的根即底盘去掉，更不能拿刀切。

剥好的蒜晾干，别拿水洗，因为蒜真不怕脏。我还没见过有什么细菌、病毒在蒜上繁殖，当然也有克蒜的东西。晾的时候，准备一个玻璃罐或瓦罐。瓦罐拿开水烫一遍，然后拿干净的纸巾擦干，也就是说不沾生水、不沾油。还有个办法就是把玻璃罐放在笼上蒸一下，让水蒸气给它消一下毒。

其实医院也有高压锅，以前针灸的针都反复使用，所以高压锅蒸一下消毒效果特别好。然后把晾好的蒜放在罐子里，码进去。北京人是用北京的米醋泡，先倒米醋，再倒点儿香醋，根据放蒜的量，放一小勺盐进去，然后放点儿红糖或黄冰糖。米醋、香醋把它淹没，最后在封口的时候倒一杯高度白酒，在北京就用二锅头，一定是烧酒，不要用曲酒。

封好盖，记住不能放在阳光下，要放在阴凉的地方。如果想让它绿得早一点就放在靠暖气的地方，因为蒜那时怕冷不怕热。还有一个办法就是放在略微见点儿阳光的地方，阳光会漫射到，但不会直射，比如阳台的某个地方。第一，不能阳光直射；第二，不能太冷。冷的话蒜就毁掉了，也不能直接放暖气上，放暖气上倒是绿得快，但蒜是黏的，有点儿被泡烂的感觉。

这就是我们说的腊八蒜，二十一天以后一开盖应该是香气扑鼻。吃一口蒜，吃一口饺子，吃一块大肥肉，扒肉条、梅菜扣肉，非常好。

《伤寒论》里把薤白和醋合成一个方子，用于治疗早期冠心病。早期冠心病胸闷、心痛彻背。这个方子叫瓜蒌薤白白酒汤，里面的白酒就是白醋，不是我们说的酒，就是醋，里面泡的不是蒜，是薤白。

腊八蒜本身有振奋食欲的作用，吃口蒜，振奋食欲，提升心火，还能解腻，促进胆汁分泌。另外跟大家说，它其实是一个很好的保护心脏（臓）的食疗方。

顺便跟大家说一下蒜苗，这是我妈传给我们的。一到腊月我妈就会准备几个干净的盘子，开始剥蒜。把蒜一圈一圈码在盘子里，每天定时给盘子里浇点儿水，第二天把里面残余的水倒掉，再换新水。蒜就开始发芽，长出绿绿的蒜苗，绿油油的，非常好看。大概两周以后，就跟割韭菜一样一茬一茬地收获蒜苗。

蒜苗剁馅吃、炒菜吃，撒在肉菜上都是一种很好的调料。直到它的营养全部被用尽，蒜变干瘪了，全部变成绿油油的苗，割完最后一茬蒜苗，蒜里发出的根就只能扔掉了。

栽蒜起蒜苗有一个秘诀，是我妈说的，想让蒜发育好，剥完蒜以后，要把蒜根中间那一块拿小刀撬掉，那是硬结。撬掉以后，蒜就会从根的周边发出根须，所以蒜苗就长得快。如果根不除掉，有可能蒜一直在盘子里泡烂了，它也不会发芽。

还有人问腊八蒜为什么会变绿？蒜都是在冬天冬眠，等着春天萌发。春天的信息，不仅是温度和湿度，还有一种气。进入腊月以后这种气会逐渐浮现，所以这种方法泡的蒜，现代科学研究里面又是硫又是酶等各种解释，其实它就是春天生命的一个生机，但又受制于外界严酷的环境，比如醋对它的影响，盐对它的影响而发不出芽，只能在身体里憋出这种绿色。这就是我的解释，也就是冬笋变春笋，但没破土的一个阶段，所以翡翠色的蒜好看又好吃。

② 糖泡蒜、薤白

下面说一下糖泡蒜，包括薤白。糖蒜不是冬季做的，应该在夏天的时候，第一批新蒜下来就做。蒜跟小麦一样，越冬提前播种，5～8月就可以收新蒜了。为什么我这么清楚？因为我在院里种过。收了新蒜以后，一部分新蒜用于调味；另一部分，把外面沾着土的皮一剥，然后把根须一剪，就可以准备做糖蒜。

先晾干，不要过水。晾干以后找一个干净的、无油的、不沾生水的罐子把晾好的新蒜头放进去，往里面倒醋，放上糖、盐，最后封口时加点儿料酒。基本一个月的时间糖蒜就腌好了。

糖蒜跟腊八蒜有点儿像，新蒜不是那么辛辣，在被醋泡了以后，性质更加柔和，吸收了糖和盐的味道以后，什么都不就着，干吃蒜就挺好吃。而且因为是新蒜，皮比较嫩，皮也挺好吃。

我们在北京吃涮羊肉的时候，糖蒜是必不可少的。而且大家开始是拿一个糖蒜掰两半吃，后来觉得好吃就每个人拿一头吃，吃完以后嘴里却没有蒜臭味。

薤头也是这样的，收拾干净外面的土晾干，也是同样的泡制方法泡进去，泡在醋里，加入盐和糖。我在日本的超市里就能买到腌好的，一个塑料袋里还带着腌的醋，甚至还带一点长出来的茎。

日本人把这个当小菜零食，经常吃。尤其心阳不足，觉得活得没意思的人，看啥都没兴趣的人，应该多吃点儿蒜；心火太旺，嘴上长泡，眼睛发干的人少吃蒜或者别碰蒜。

说一个别的话题。生活不仅是吃，还有很多视觉、听觉享受。这就得说起过年了，我们家有个传统，这是我爸的习惯，一到腊八会订购一批漳州的水仙头，放到盆里。我们家有一个很好看的水仙盆，青花瓷的，大概我爸妈结婚的时候就有，形状是不规则的。放几块小鹅卵石，浇上清水，眼见它开始长叶子，同时长出花苞。如果温度控制得好，每天记得换水，保持晚上没水，避免太阳直射，不要放暖气边上，它就不会疯长，会长花。

基本到大年的时候就会开出水仙花，水仙花的清香在我的印象中是数一数二的。所以大家这时也订购点儿水仙头吧，在家里养一养。但记住水仙是鳞茎，水仙的根茎叶都有毒，别把水仙当蒜苗割了用来包饺子，最后全家中毒。

我到日本突然发现，这个季节在日本的野地里，包括我家的庭院里，就开着水仙花。我第一次看见水仙长在野地里，就是在日本的一月底二月初，很震撼。日本有两种水仙，一种跟漳州水仙一样（漳州水仙也分两种，有复合花和单瓣花），还有一种大水仙，开出来是绿的，黄叶子围成一圈，也很好看。咱们也提高点儿审美，家里做菜做饭欢度大年的时候，放两盆水仙喜庆点儿。

③ 腌菜，建议大家自个儿腌，随吃随取

进入腊月，腌菜可能有点儿晚了。我在日本连续两年，都是在冬至那天自己腌酸菜。我们把长条大白菜腌成酸菜，因为酸菜本身就有一种乳酸

菌，而且酸菜发酵以后产生一种特别鲜美的口感。酸菜又特别解腻，酸菜炖大肥肉或做血肠、做饺子都很开胃，很下饭。

我到日本以后在他们的超市买各种酸菜，日本把中国腌制酱菜、酸菜的方法学得挺到位。日本专门有各种百年老店，就卖酱菜和泡菜，跟六必居一样，他们叫泡渍。我也买这种酸菜，但一吃就不是那个味，就是说跟我肠道菌群不匹配，或者我的魂魄不接受这个酸菜的味道。我也不知道他们是怎么腌的，可能就是为了快速、速成，直接拿醋精泡的。还有人说他们是拿淘米水腌的，我不知道他们是怎么弄的，反正不是我吃的味。

我的丈母娘也会做腌菜，快速做泡菜。她是拿米糠，就是带点儿菌的种子。头一天把黄瓜、胡萝卜、白萝卜、圆白菜洗干净。糠是湿的，里面应该有酒糟，埋一天或两天，然后拿出来切成条，快速形成泡菜。

有时去日本馆子吃饭，会让你点几个泡菜，三片黄瓜，三根胡萝卜条，几片芹菜，就给你一小碟，还很贵，最讨厌的是吃进嘴里不是那个味。要学四川的泡菜，它又没那么酸；学山西大同的烂腌菜，也没那么爽，就是别扭。

到那以后我做了第一个正确的决定，自个儿腌酸菜。在日本买大白菜挺贵的，我记得鲁迅写山东大白菜，到了日本还是上海，根上就拴个红布条、红头绳，挂在那叫胶菜，是胶东的。我吃过的大白菜里确实胶东出产的是最好吃的，又甜又脆，真是很爽口。我们现在已经是买菜自由了。

我记得买了十棵白菜，把外面脏烂的帮子扒一下，然后煮一大锅水。我在日本没找到水缸、腌菜坛子，就找了一个可以装食材的塑料桶。我当年还拿家里蒸饭的大铝锅腌过酸菜，结果因酸汤和盐腐蚀，把锅弄漏了。我为了学做饭，不知道烧坏、烧焦、烧烂、腐蚀、穿透过多少个锅。如果有水瓮、水坛子，陶的、涂着釉的是最好的。

小时候我们家里腌酸菜。有几种方法，一种方法是不过开水，就把菜一分为四或一分为二，放在阳光下晒蔫巴点儿脱水。然后码在缸里，码一层撒一层盐。以前腌菜有大粒盐，现在买不到大粒盐，咱们就用细盐。

过开水的方法灭菌效果好，而且酸菜的成品时间相对要短。把切好的一分为二或一分为四的大白菜放到开水锅里氽烫 30 秒，氽烫完了就捞起来，一层一层码在桶里，码一层撒一层盐，再码第二层，我在日本腌了两大桶。把菜码齐以后，这时需要一块压菜的石头。在日本没找到压菜的石头，有那种固定的重物，就像健身房的杠铃一样，我弄了俩，拿开水烫干净，就压在菜上。

压菜要达到什么目的？菜里被盐杀出的水和带进去的水要淹没白菜。如果没淹没就把煮菜水放凉了，再倒进去。淹没以后压上石头，盖个盖儿放在阴凉的地方，千万不能受热。

还有一个问题，当年为了调味，我还放了几个干辣椒进去。干辣椒没拿开水烫，结果一周以后一看，围绕着干辣椒长了一圈绿毛。这就是当年的教训，如果我把干辣椒烫了，就不会有这个问题。好在把长毛的干辣椒捞出去了，不太影响整个酸菜的品质，但多少还是打点儿折扣。没放干辣椒的那桶，开盖就不是臭的感觉，鲜味直接就飘出来了，上面可能会有一层白膜，但绝对不会长绿毛。

可以用一个干净的、不沾油的筷子把里面的菜再翻一下，然后用石头压上，盖上盖儿再放置，基本两周以后就可以吃到很鲜美的酸菜了，就是一个字："怡"。口感、味觉、触觉，吃到肚里舒服的感觉，都很好。

为什么让大家自己做？第一，这个事不费劲；第二，我真是看不了报道，老坛酸菜里一个大坑铺着塑料布，然后把酸菜放进去，浇上各种东西，人穿着带泥的雨鞋踩来踩去，还抽着烟叼着烟头，我才不吃这样的菜。

我建议大家自个儿腌，随吃随取，想吃多少吃多少。大家记住，腌酸菜的酸菜汤有化痰、开窍、通神的作用，我们以前抢救煤气中毒昏迷的人，就会给他灌酸菜汤。灌完酸菜汤以后，如果肚里有积滞，就会吐出来；如果没有积滞，就会通过排便排出来，所以这是一个很好的化痰药。

以此类推，大家可以腌胡萝卜、腌苤蓝、腌芹菜，还有以前介绍的烂腌菜。烂腌菜没必要，夏天也可以做，有冰箱就行。腌酸菜只在腊月，我发现开春以后天气热了，酸菜就会变得黏，变得烂，没有鲜香的味。

4 腌萝卜干、萝卜条，非常下饭，有消食化积的功效

下面介绍腌的咸菜，就是萝卜干、萝卜条。我们平时做泡菜或腌酸菜的时候，有时会放点儿白萝卜、青萝卜进去，出来的都是酸的。因为萝卜偏辣，用酸反佐一下辣味会减少，吃起来口感也是多汁脆嫩。

但萝卜的辛辣是它消食化积功能的一个重要体现，被酸反佐以后这个功能就弱了一点。既想保持萝卜的辛辣、消食化积的功能，又让它不那么刺激，就诞生了一个著名的干菜——萝卜干、萝卜条，不论南北方都有。

小时候我爸就做过辣萝卜条，我现在还有印象，吃起来口感脆嫩而有嚼劲，越嚼越香，而且吃完以后帮助消化的功能确实体现得比较好，吃完萝卜消食积，放臭屁，也促进排便。

腌萝卜干、腌萝卜条的做法如下，把买回来的萝卜洗干净，千万不要削皮，把根和须子切掉就行，先切成片，然后切成条，食指粗细的条就可以。去掉糠心的萝卜，有的萝卜发育过早就变糠了，糠了就没法吃了。然后把萝卜条放到一个洗干净的盆里，一层一层撒上盐，把它码进去杀一下水分。杀完水分以后把水倒掉，再翻个放一会儿，基本先杀2～4小时。杀完水分以后，家里有晾晒的地方就放一个笸箩，或者铺点儿锡纸，把萝卜条摆在那儿晒干。如果家里地方小就拿根绳把萝卜条挂上去，切萝卜条

的时候可以切成"人"字形，一分为二可以挂上。

不管怎么说，被盐杀过的萝卜本身也有防止细菌感染的功能，一般的细菌在那儿生长不了，借着自然的风和阳光让它脱去水分。而且被盐杀过的萝卜水分已经流失，所以晾晒成萝卜干的时间会缩短，一般3天以后就可以把干萝卜条取下来了。

取下来可以放在冰箱里保存，吃的时候把萝卜干拿出来，用温开水清洗一下，因为晾晒过程中毕竟还有一些尘土、灰尘。通过泡洗的过程也吸了一些水分，很干的萝卜条又变成了柔韧的萝卜条，这时可以保留条状，也可以把它切成萝卜丁，放在一个盆里。

这时就加调料。调料有几种，喜欢吃辣的就加点儿红的辣椒粉，如果不太喜欢吃辣，就加点儿五香粉，随意，可以做两种。切好的萝卜丁或用水泡好的萝卜条，放在盆里先撒点儿盐，然后撒点儿糖，把五香粉或辣椒粉撒进去拌匀。讲究的话还可以现炒点儿芝麻，黑芝麻、白芝麻放进去一起搅拌。抓拌均匀以后放到一个干净的、没有水没有油的玻璃罐里，然后盖上盖儿，放到阴凉的地方静置两天。两天以后就可以开瓶吃了，可能一次吃不完，这时记住用不沾油和生水的筷子把萝卜丁、萝卜条夹出来，免得带进去细菌把萝卜条破坏了。

萝卜干是一道非常下饭的菜，本身又有消食化积的功能，大家把它学会，可成为餐桌上的一道佳品。

第 **9** 章

冬季滋补食疗药材

———

　　主要作为食材和药材的一些滋补的膏的原料，介绍一下入五脏（臟）不同的滋补的胶类。胶类的东西比较黏、腻，有粘连、复合性，所以它是补的第一个选材，尤其对一些精气脱落、精气流失的人最有效果。

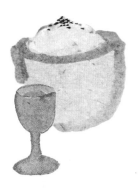

1. 膏方

下面介绍冬季滋补的一种食疗方法：膏方。

主要作为食材和药材的一些滋补的膏的原料，介绍一下入五脏（臟）不同的滋补的胶类。胶类的东西比较黏、腻，有粘连、复合性，所以它是补的第一个选材，尤其对一些精气脱落、精气流失的人最有效果。

大家都知道中国人有冬季进补的习惯，补有两个意思，一个是补漏洞，另一个就把补益的益加进去了。我以前说过一个理论，一口很脏的锅，还有窟窿眼，想拯救这口锅，基本上要经过三个步骤：第一，先刷锅，把锅里乌七八糟的油垢污渍先清洗干净；第二，补漏洞，把锅补好；第三，往锅里加水、加肉。

清理人体也是这样，当你碰到一个病得很重的人，正邪交锋、有虚有实，生命垂危，怎么办？有人直接用补益力量非常大的食材或药材，有可能有两个结果，一个是锅是漏的，吃进去就出去了，这叫虚不受补；还有一种情况是助长邪气，因为锅里有其他脏东西，怎么保证送进去的高营养的东西，不被邪气利用？所以，正经的治疗方法就是先攻邪气，然后补漏洞加营养品。

冬天进补是非常符合天道的，趁着冬天万物收藏、天气寒冷的趋势，人的阳气收回到肚子里，肚子很温热，能消化、分解、吸收吃进来的营养品，尤其在中国的南方，冬季进补的风气比较浓烈。

在广东一带是用煲汤的形式来进补，通过食疗的方法补充身体的精气，堵住漏洞。而在江浙沪等地区，是用吃膏方的方法进补，他们吃的主要是一些胶类，阿胶、龟板胶、鹿角胶、黄明胶、鱼鳔胶，也有鳖甲胶，加上中药，特别是人参。大家都知道人参长在东北，中国比较偏冷的地方，带有山川地域之气。人参大补元气，"人参味甘，大补元气，止渴生津，调营养卫"，人参历来被视作滋补圣品。我以前给大家讲过大补元气不是大益元气，是要能堵住元气的泄漏，所以说人参是大补元气的。

后人补和益不分，认为吃人参能续命，吃一根多活一年，便天天吃人参，有人参滥用综合征，吃得自己流鼻血、亢奋、性欲激进，这是错的，大补元气，不是那个意思。所以在江浙沪吃膏方比较盛行，是一个很好的养生习惯。

我小时候吃的东西也不好，但行医这么多年看到的病人，现在大家都吃饱饭了，而且吃好饭了，基本都是一些营养过剩的病例，所以我对滋补药本身有点儿排斥，因为我接触的病人不是痰湿，就是瘀血，邪气比较重。但后来慢慢接触的病种多了，我就意识到用活血化瘀、化痰化湿的方法，把锅刷干净以后，就面临补漏洞和加营养的问题。

这时我就慢慢有意识地用到一些滋补药，以前我很少给人开人参，后来慢慢用参：生晒参、红参、西洋参、北沙参、黄芪逐渐多了。碰到特别虚损的病人，我也开始用一些胶类，比如鹿角胶、阿胶、龟板胶。

年轻时真是精充血足，没有任何虚损的感觉；但人过五十以后，感觉有时有点儿力不从心，不能以筋骨为能了。而且《黄帝内经》讲，人到七八五十六，肝气衰，筋不能动，我有时感觉自己走路时间长了或者上下楼梯的时候，筋就会变得板直，又干又硬，我知道这是精血不足，失去濡养的一个表现。

我的同学里已经有去世的了，岁数还比我小。跟他们相比，我们还活着，但跟同龄人相比，个人认为我不太作，不熬夜，不瞎喝酒，不纵情声色犬马，还是属于比较注意养生的人，所以我的头发比他们黑，精力还算比他们足。但我也意识到年过半百，年近六旬的时候，应该吃点儿补益的药，确实能感觉到精气神的恢复。

下面我介绍一下各种胶类的特点、制作方法，最后要提供五脏（臟）补泻的五个膏方，供大家学习使用。我当时比较抵制进补，抵制膏方的一个原因，是因为认为很多中医靠卖药挣钱，开一个膏方几万、十几万，但它也有消费群体，我就有点儿看不上，大夫成卖药的了。所以我把处方公开，大家选一些合适的食材和药材，做自己的健康负责人，把冬季进补落到实处。

② 龟板胶，治阴虚盗汗、顽固性失眠、小儿发育迟缓……

龟板胶主要是补肾用的，用于治疗一些肾精的流失，遗精、带下，还可以治疗一些小儿的智力障碍和老年人的痴呆。胶的主体作用是滋补，滋有滋阴润燥的意思，补有补漏洞的意思。

大家都可以补肾，肾主封藏，肾主闭藏，春、夏、长夏、秋、冬，肾对应的是冬天，基本大家都认为胶类补肾，如果在补肾的基础上细分，还有专门补肾阳的，有滋补肾阴的。一般用龟甲胶滋补肾阴，还有鱼鳔胶，滋补肝阴可用鹿角胶，但偏温、偏阳。用鳖甲胶偏滋肝阴，还有用阿胶，驴皮熬的偏补心、养心血、止血，黄明胶偏补脾胃，补肺一般用燕窝比较清灵一些。

在总体补肾的原则下细分，应冬天滋补肾，先讲一下龟板胶。说一下乌龟和鳖的区别，龟分海水龟、淡水龟，还有陆地龟，海龟就不说了。中国人说的乌龟一般叫中华草龟，是陆地龟，在淡水里生长。把它扔到海里肯定会死。

龟和鳖有啥区别？它们都属于爬行动物门，再细分一个是龟科，一个是鳖科，长得很像，细分确实有区别。第一个区别，龟的头是圆的，鳖的头是尖的。第二个区别，龟和鳖都能把身体缩到壳里，但鳖只能把头缩进去，四肢缩不进去，而龟的四肢和头都能完全缩进去。第三个区别，鳖甲的周围有一个小裙子叫裙边，我们吃红烧甲鱼的时候，滋补效果比较好的就是它的裙边，而龟没有这个裙边，这就是它们的区别。

但它们有共性，我们经常骂人乌龟王八蛋。为什么乌龟、王八是骂人的话？传统认为乌龟只有雌性，没有雄性，这是一个很奇怪的看法。确实普通人分辨乌龟是雄是雌不容易，尾巴上有的有尖，有的有孔。

结果就是中国传统文化认为鳖和王八只有雌性，没有雄性，但它也要繁殖，怎么繁殖？找蛇交配，才能生殖，所以留下这么个话把。有一个星象图腾叫北方玄武，东方青龙一个样，西方白虎一个样，南方朱雀一个样，北方玄武是底下一只乌龟，上面缠绕着一条蛇叫龟蛇，合起来就是一个生殖的图腾，主生殖、主繁育，代表肾。

说了龟和鳖的区别，另外告诉大家，我们用的是龟肚皮上的那块甲，叫腹甲；用鳖的话，用它的盖子，就是背上的那块甲，叫鳖甲。一个阴，一个阳，功效也不太一样。先说龟板，就是它的腹甲，用的是中华草龟。龟杀了以后剥下它的腹甲，需要把甲上残余的肉刮掉，甲的外面有一层膜，有颜色有纹路，也刮掉。也就是说我们用纯纯的甲熬胶，不掺杂任何肉、膜，这是一个原则。

龟甲经过浸泡，用小火熬，大概二十斤龟甲能熬出一斤到两斤的胶，十分之一的比例。胶放到模具里自然风干、定型，就变成了龟甲胶。我们自己不可能那么费事去剔龟甲，可直接买现成的，但目前的趋势，膏方、胶类的价格涨得越来越离谱，必要时咱们可以买点儿腹甲自己做，至少放心。

服用龟甲胶的时候，我们一般用蒸锅，把一块或两块龟甲胶放在碗里，然后放点儿黄酒，南方人用古越龙山的糯米做的黄酒，北方人用北方的秫米做的圣龙山黄酒，不停搅拌后放在水里蒸它，蒸到化了以后拌上一些其他滋补的药物，比如放点儿枸杞、核桃仁就可以吃了。服用我们叫服食。

龟甲胶主要有什么样的作用？龟甲胶是我用过的最好的一种滋补肾阴、封藏闭脱的滋补药，主要用于以下症状：第一，阴虚的盗汗，很多人一到晚上睡不着觉，勉强睡着一会儿身上就开始出汗。盗汗就是偷偷出汗，汗多到睡衣、被褥都湿透了，出了那么多汗，失去了那么多体液，结果喝水也不解渴，喝汤也不行，这时就需要用龟甲胶来治漏汗、盗汗，一定要把它封固住。

龟甲胶还有一个非常好的作用，可治疗一种顽固性的失眠。失眠真的很痛苦，这种痛苦，没经历过的人体会不到。身体感到很累，也感到很疲乏，但躺在那儿脑子里全是念头，胡思乱想。这个火如果是实火，可以用点儿黄连、栀子、竹茹，甚至喝点儿苦丁茶清心火。但它是虚火，也就是虚性亢奋，是锅里快烧干了没有水冒烟的状态，这时就需要往锅里加水。

加水最好的方法就是我以前说过的让大家吃猪皮冻，如果吃猪皮冻都不行，就用龟甲胶来滋阴润燥，把虚性的亢奋平和下去，在临床上行之有效。它跟阿胶还不一样，同样是虚性亢奋，龟甲胶在治疗更恶劣一些的虚性亢奋方面比阿胶更胜一筹，也就是说真的身体快熬干了，透支太多了的人，可以用龟甲胶。

龟甲胶的另一个功效是治疗小儿发育迟缓，叫五迟、五软。小孩子营养不良或先天禀赋不足，该翻身的时候不会翻，该走路的时候不会走，该说话的时候不会说，脖子也支棱不起来，头也抬不起来，牙齿也不长，囟门闭合得也非常慢，中医叫五迟、五软症，这需要强烈的滋补药滋补先天的肾经。能被人体吸收得最好就是龟板胶。另外龟甲胶可预防早期流产或子宫脱垂，脏（臟）器下垂、漏精、漏尿，很多中年女性最大的痛苦就是憋不住尿，稍微一咳嗽、蹦跶跳个绳，尿就漏出来了。

治疗漏精、漏尿、白带多，容易流产、早产的人，我们都会建议用龟甲胶为底子做一个膏方给他们吃。另外现在老年性痴呆的人越来越多了，老年性痴呆有一部分是因为中青年时喝酒喝太多，白酒是火中精，特别容易消耗人的精血。很多人年轻时喝大酒，老了以后出现脑萎缩，小脑萎缩以后走路不稳，大脑萎缩开始不认人，不记事了。

酒对精血的伤害特别大，所以碰上老年性痴呆的人，我们也用龟板胶治疗。另外牙齿发育不好或牙龈萎缩的人，我们也用龟板胶治疗。

龟板胶的用途确实很广，大家记住，以后有必要的时候吃一点。

③ 鳖甲胶，治肝脾肿大、急躁、易怒、更年期、烘热、出汗、盗汗……

下面介绍一下鳖甲胶，前面我说了龟和鳖的区别，鳖甲是背面的。鳖甲是我们在临床上常用的一种中药，一般都开生鳖甲或炙鳖甲。炙鳖甲是在炒热的沙子里被炮制过的，变得比较酥，比较脆，容易煎出药效。生鳖甲就是没有被炮制过的，需要煎煮的时间长一点，但滋阴、活血、润燥的功能更强。

鳖甲是一味很好的中药，我最早熟悉它是学习《伤寒论》和《金匮要略》，其中有一个"升麻鳖甲汤"，治疗高烧的患者出现皮下出血，我们叫发斑。都说《伤寒论》不治温病，不对，也有治疗温病的方子。另外《伤寒论》里有一个治疗肝脾肿大的方子，我们把肝脾肿大的人叫疟母，得了疟疾以后，整个脾就大了一圈。本来肝和脾都在两边的肋骨里摸不到，但肿大以后就能摸到，有的大到快接近肚脐了。

西医叫肝脾肿大，我们叫疟母。《伤寒论》提供了一个方子，叫"鳖甲煎丸"。大家记住《伤寒论》里只要说煎，就有浓缩的意思，就是煎好了药把药渣子滤出，把留下的药液浓缩一下。"鳖甲煎丸"消除瘀血、活血化瘀、治疗肝脾肿大的效果非常好。

我记得大概是 1987 年还是 1988 年，我们到了东直门医院实习，那会儿我们一个组十个人跟着老师去看病开方。我清清楚楚记得来了一个肝脾肿大的患者，我那会儿将《伤寒论》背得也挺熟，照着原方给患者开了方，经过老师审阅以后签字，就给患者拿回去吃了。大概过了一个月以后，患者来复诊，家属拿着 B 超单子特别兴奋地告诉我们："你看我爸脾肿大明显减小了，而且肝硬化出血的症状也明显好转了。"这说明经方治疗一些危重症、疑难病还是很有效。

在临床上腹诊摸到肝脾肿大的患者，特别是左侧脾肿大的患者，我一般都会用到鳖甲。现在鳖甲被炒得越来越贵，所以有条件的话，家里买王八炖着吃了以后，别把鳖甲扔掉，把鳖甲上的残肉、膜、筋去掉后攒起来，放到砂锅里，用黄酒加点儿清水慢慢炖。炖出来以后，有的人放在烘干箱里烘干，其实没必要，放在自然条件下让它不见阳光，风干，留下的就是鳖甲胶。碰到体内有瘀血，又出现了肝的阴血虚、急躁、易怒、更年期烘热、出汗、盗汗的情况，判断是有瘀血，又跟肝的关系比较大，可以用鳖甲胶治疗。

临床上我们也碰到过一些肝硬化、早期肝癌的患者，同时伴有脾肿大。他们的身上会出现一些出血点，有的是牙龈出血，有的是胃肠上消化道出血，因为肝硬化以后的门静脉回流受阻碍，血就压迫到了上消化道，压到一定程度可能没有任何刺激，也可能会吐血、大剂量出血。有时吃点儿坚硬的、尖锐的东西给它划开，也会出血，这时都会用到鳖甲。有的同学就问："你不是说鳖甲是活血的吗，怎么出血还用？"

大家记住，患者出血有可能是瘀血造成的，如果你是高手，就不能直接捆绑或用三七粉、乌贼骨堵住，在控制出血的同时一定要化瘀血，把血的来路、去路打开。这时虽然用的是活血药，但起到了止血的效果，这是比较深奥的问题，跟大家提个醒。

4 鱼鳔胶，治胃溃疡、肺结核的咳血、月经出血

鱼鳔胶是用鱼肚熬成的胶，以前老木匠粘木头的时候都会用到鱼鳔胶，它的黏合力特别强。

鱼鳔是鱼体内特有的一个器官，鱼通过鱼鳔掌控在水里时的升降沉浮。鱼鳃吸入过滤进来的空气进入鱼鳔，鱼鳔充满以后，鱼就浮起来了；气排出去，鱼就沉下去了。

鱼鳔的胶质含量特别高，同时鱼鳔胶也可作为药品和滋补品来使用，是一个传统的、名贵的食材和药材。鱼鳔主要来自大鱼，大海鱼，鲟鱼、鳇鱼等，也有来自黄唇鱼、黄鱼、小黄鱼、鳕鱼、海鳗的。淡水鱼的鱼鳔质量一般，但也有人将鲤鱼和鲇鱼的鳔加工成鱼鳔胶。剖开鱼的肚子，取下鱼鳔晾晒干，这个干品就是鱼鳔，但还不是胶，有的地方给它起名叫花胶。

花胶挺有意思。朋友送我一袋花胶，我还以为是炒菜用的花椒，等人走了，打开一看，才发现是鱼肚，其实它不是鱼的胃，而是鱼的鳔。

从古到今，《神农本草经》记载它能补精益血，补精就是补窟窿，阻止漏精；益血，其实鱼鳔胶有很好的止血作用。

鱼鳔胶临床上用于出血症。大家都知道患胃溃疡的一般都是喝酒的人，酒精伤到了胃黏膜，胃黏膜出现糜烂、溃疡甚至穿孔，就会出血，所

以很多人喝酒以后引发吐血，再严重点儿喝到肝硬化，出现上消化道出血，这时吃鱼鳔胶就能起到快速止血，把创口封住的作用。

现代医学研究说鱼鳔胶里的胶原纤维交织成网，里面有各种蛋白羟基、半乳糖，在止血过程中有重要的意义，特别是人体的血小板附着在胶原的表面，能更好地发挥凝血和止血的作用。另外对以前的痨病，也就是肺结核的咳血，鱼鳔胶也有很好的止血、滋阴、润燥的作用。

另外就是女性的月经出血，有两种情况：一个是淋漓不止、滴滴答答，月经完了还在不停地漏血，可能持续二十多天，直到下次月经周期开始，这叫漏；还有一个叫崩，崩就是很厉害的大规模、大剂量出血，像血崩一样。这种情况下我们也会用到鱼鳔胶，当然也可以配合阿胶止血。

我们也会熬点儿鱼皮做鱼胶，就不叫花胶了，叫鱼皮胶。比如用河豚鱼的皮、海鳗的皮、马面鱼的皮，还有鲨鱼的皮，也可以熬成胶，但滋补和止血的效果比鱼肚要差一点，有的还可以制成外用的止血海绵。

我们吃的另一个食材叫鱼翅，是用鲨鱼的鱼鳍做成胶，本身也有很好的滋补作用。好的鱼翅有点儿像细的粉丝，和鲍鱼汁、鸡汤熬在一起，本身就是一种很好的食材，也是一种很好的药材，有滋补和强壮的作用。

我推荐过一种食材——鱼鳞，把鱼鳞刮下来，然后蒸，再熬成胶，也是一种很好的滋补剂，我们把它叫鱼鳞胶。鱼鳞胶也能治疗出血、漏血、白带过多（中医称之为白崩，跟月经出血的血崩正好是一个原理，一个是出血，一个是漏精）。

治疗白崩就用一些鱼鳔胶或鱼皮胶、阿胶、龟板胶去止，同时要加点儿臭豆腐，让它唤醒肾的闭藏功能，不然这么漏下去对身体伤害很大。

西医认为鱼鳞病是遗传病，可以抹点儿 baby 霜，对症治疗，却难以解决根源问题。但是中医有办法。

我当时教印尼大使馆的一些人中医，他们给我介绍了很多患者，其中一个小女孩就是这样，皮肤干得很恐怖，裂出的纹都能见到红色。后来我就让她吃猪皮冻，蘸点儿醋，不放盐，另外我教她刮下鲤鱼的鱼鳞，不要嫌腥，蒸制熬成鱼鳞胶，用来治鱼鳞病，这是中医亲身实践得出来的结论。其实我们平时蒸一条鱼或煮一条鱼，最后留下的汤汁，放一晚也能出鱼肉冻，当然鱼肉冻比起鱼皮、鱼鳍、鱼鳞和鱼肚可能差一点，但意思是一样的。

⑤ 鹿角胶，化解体内阴寒凝滞的东西

最后介绍一下鹿角胶，主要是补肝气、补肝血，温通人的阳气，能把体内阴寒凝滞的东西化解，把它顶出来。我在春天的《美食课》给大家讲过，鹿是草食动物里阳气最足的，你看鹿一蹦多高，跑起来多快，而且非常轻盈。雄鹿的交配能力特别强，为了争夺交配权，雄鹿就顶着头上的鹿角打架，谁赢了谁就获得交配权。这是自然界的丛林法则，这也是为了保证种族延续，符合天道。

鹿阳气最足，繁衍能力强，所以鹿肉、鹿茸、鹿蹄筋、鹿角，包括鹿皮熬成胶，都是很好的食品、药品来源。我养过鹿，大概十年前厚朴三期的顾同学送来一头母鹿，带着小鹿崽，养在现在诊所的后面，后院有铁栅栏，里面也有草。鹿暴烈的性格真的给我吓坏了，还是头母鹿，它特别怕人，生人进去以后它就开始跑，头往铁栅栏杆上撞，撞得血肉模糊。后来诊所的方俊跟她老公吕会生慢慢地接近鹿，拌上玉米饲料喂它，最后小鹿没有喂活，因为母鹿受到惊吓就没有奶水。后来我一看挺残忍的，本来是想做好事，但没做成，就联系了一个鹿场把鹿送给人家了，本来是学生送我的，后来送走了。我还记得它耳朵上挂的号牌是56号，是我养的鹿。

我跟梁冬对话《黄帝内经》的时候，就推荐过鹿蹄筋。鹿的胶有三个

来源：第一个是用鹿蹄筋熬的胶，第二个是用鹿皮熬的胶，第三个是用鹿角熬的胶。

现在人们养殖鹿主要是取鹿的鹿茸，鹿茸就是雄鹿刚萌发出来的鹿角，比较稚嫩，一般都是切片泡酒，做中药材，卖的价格最高，所以现在养殖的鹿基本见不到鹿角了，因为很早就被割下来做鹿茸了。自然界的鹿角在夏至那天基本要脱落一次，再长出新的鹿角。

这是一般的梅花鹿，还有马鹿、麋鹿。有的是在冬至那天鹿角就脱落了，一般情况下我们把脱落的角捡回来做鹿角胶的原料。鹿茸主要是壮阳用的，鹿的生殖能力特别强，所以治疗一些男性问题的时候，如果属于精血虚损造成的，一般都要用鹿茸片泡酒让他喝。这是鹿茸的主要用途之一。

大概十年前我去长春讲课，厚朴二期有位同学叫严凯，他们两口子带我去一个家庭养殖的鹿场，跟人说好了，我们要现场看取鹿茸，我们要买，我也不知道怎么回事就被人领去了。牵出一只刚长出鹿茸的雄鹿出来，先是拿吹管吹麻醉针，"噗"的一声扎到鹿的身上，没一会儿鹿就被麻醉倒下了，然后拿一个锯子开始锯鹿茸。我当时才知道精血同源，滋养鹿角的其实是肝血富裕的东西。肝主疏泄，主争斗，主打架，肝是将军之官——决断。锯子一下去，红色浓稠的血就冒出来了，锯完了，饲养的那店家拿一包草木灰（稻草烧成了灰）抹在创口上，也就是鹿角的截面上，眼看着血就凝住了，我们叫"血见黑则止"，草木灰其实有很好的止血作用。这一对长着嫩毛的鹿茸，取下来就卖给我们了，大概十年了，那对鹿茸还在我冰箱里放着，这是我亲眼看着取的鹿角。自此，我就知道鹿角完全靠鹿身体里的精血滋养着，鹿角越坚固越雄壮，说明鹿的精血越强、越足，繁衍后代的能力就越强。

我们说的鹿胶一般有三种，第一种是鹿蹄筋，广东人煲汤非常爱用，它是干的、细的，泡发后，可以蒸、炖、煮，做汤喝，这是一种很好的滋补药。我前面说了人到了肝气衰、筋不能动的时候，可以多吃点儿鹿蹄筋。吃不起鹿蹄筋，就吃羊蹄、猪蹄，里面都有蹄筋，讲究、有钱的话就做鹿蹄筋，鹿蹄筋也是鹿胶的一种。

另外就是鹿皮胶，是用鹿皮熬的胶。鹿皮褪毛以后，经过晾、晒、蒸、煮、煎、熬，就形成了鹿皮胶。鹿皮胶的主要作用如下：第一，有止血的作用；第二，有补血的作用，特别是补肝血；第三，还有补肾壮阳的作用，但不如鹿角胶的壮阳效果好。《本草纲目》记载鹿皮胶有补气、涩精（*治疗遗精、滑精、漏精*）、敛疮的作用，就是能治疗一些恶性的疮肿，让它在内部很快地消解、分解。所以，鹿皮胶补气，涩虚滑，可治疗妇女白带、血崩不止，肾虚滑精，而且涂上可治疗疮；对治疗一些身体瘦弱，小儿身心发育不良、智力障碍，中老年人的腰酸耳鸣，头晕目眩，虚弱久咳，气短虚喘，女性的崩漏带下等问题，都很有效果。

鹿角胶就是用鹿角熬成的胶，家养的鹿没有，一般都是野生的，鹿在冬至或夏至脱落角，捡回来熬着就行。《神农本草经》把鹿角胶列为上品，又叫白胶，它有壮元阳、补气血、生精髓、暖筋骨的作用，所以治疗范围更广，我个人认为鹿角胶止血的功能一般，但壮阳的功能确实强。壮阳除了治疗阳痿，治疗生殖能力弱以外，特别体现在能把进入骨髓、骨头、筋里阴寒的邪气逼出来，它有一个特殊的治疗效果，就是治疗阴疽。我们治疗的疮痈患者一般身体抵抗力强，比如受了细菌感染，白细胞跟细菌干仗，就会出现创面红肿热疼，化脓的症状，脓越多越稠，证明抵抗力越强，等脓排尽了，底下的肉芽长出来，基本创面就愈合了。但当人的抵抗力不足时，这种阴寒的病菌、病毒或邪气就会深入骨髓，形成骨髓炎，中医叫附骨疽；还可能形成一种阴疮，冷硬麻木，也不疼，就有一个很硬的结长在身体里，我们把这种东西叫阴疽。所以，不怕疮面上红肿热疼出现脓，就怕它不阴不阳、不疼不痒就在那儿待着或者是出现创口，流米汤水，跟洗米的水一样，这种情况说明人的正气根本没有力量驱邪外出。

再比如说关节炎、类风湿、强直性脊柱炎或痛风的患者，发作时出现红肿热疼，但摸他的骨头却阴森森地透着寒气，急则治标，可以先给他止一下疼，消一下肿，但真正要除根的话，必须吃壮阳的滋补药，通过提高人的正气，慢慢把深入骨髓、骨骼、筋上阴寒的邪气给它逼出来。我们治疗阴疽时用的一个著名的方剂叫阳和汤，里面用的都是非常热的药，主要是鹿角胶，还用到了麻黄、干姜（或炮姜）、白芥子，当然还有一些反佐的熟地，阳和汤能够治疗不阴不阳的阴疽。通过吃阳和汤以后，你会发现，坚硬的、麻木的、凝滞的硬结开始软化，开始知道疼，开始破溃，顶出一个白色或黄色的痰核，流出浓稠的脓以后，最后收口，才算彻底好了。

我大学毕业后在东直门医院选择实习的科室，一个是眼科，另一个是乳腺科，在乳腺科我跟着一位姓杜的主任学习治疗乳腺疾病。那会儿也有病房，我每天给得各种乳腺疾病的患者换药，特别是乳腺炎，见到那种脓和臭，真是给我留下了深刻的印象。另外学习治疗一些早期的乳腺增生、乳腺结节、乳腺纤维瘤。我们的主任虽然是西学中，但我觉得他的脑子是非常灵光的，他用中医的阳和汤，用鹿角胶给患者治病，直到把乳腺增生、结节消掉。另外熬鹿角胶时经过水泡、蒸、煮，熬完了让它出胶，剩下的残渣也不能扔掉，残渣也是药，叫鹿角霜。如果碰到患者阳虚得不是很厉害，怕他虚不受补，又想让它起到温通肝气肝阳的作用，提升气血运行的温度和力度时，就会用到鹿角霜，特别是治疗一些宫寒不孕的人，我会用到鹿角胶和鹿角霜。先用鹿角霜探探路，再用鹿角胶滋补。

另外鹿角胶也是一个血肉有情之品，临床上可用于治疗性欲寡淡，大家别以为性冷淡的都是女人，其实男人也有，就是索然无味，根本提不起这方面的兴趣，其实这是人的一种自我保护。当内在的肝气血不足时，就会放弃对那方面的兴趣，女生容易出现这个问题，男生也有。所以我们先祛瘀血，先化痰浊，化完瘀血、痰浊以后就让他吃膏方或鹿角胶，用黄酒化开，每天吃一两块，就能起到填精益髓的作用，物质基础培养扎实以后，先天的情欲和性欲就能正常回归。

鹿角胶、鹿角霜、鹿皮胶、鹿蹄筋还有鹿茸，给大家一并介绍完了。还有一个东西叫鹿鞭，就是雄鹿的阴茎和睾丸，现在很多人当"春药"用，如果你本身有虚火，性欲亢奋，但底下起不来，这时候吃鹿角、鹿茸是不对的，相当于灯不亮了，你不去添油，反而加了几根灯捻，吃"春药"致死的大有人在。

6 阿胶，有非常好的滋补作用

黄明胶是用牛皮熬的，主要作用是滋补脾胃。细说起来，神农氏尝百草中的百草，其中也有动物药。通过亲身的体验，体会药性，体会它的归经，往哪个脏（臓）腑走，对哪个脏（臓）腑产生补泻的作用。从伏羲女娲、神农黄帝到现在已有八千年的历史，我们的祖先发现用动物的皮革熬制出来的胶有非常好的滋补作用。

其实我们平时吃饭的时候，可以吃点儿猪皮冻、鱼皮冻，鸡汤放凉了也会出皮冻。南方有的地方吃带皮的羊肉、带皮的狗肉，他们发现动物皮熬成的胶有非常好的滋补作用。后来就把动物皮单剥下来熬成胶，起到滋补、止血、止泻的作用，治疗漏汗、漏神。

现在一说阿胶，大家总想到驴皮，好像只有驴皮才能起到这个作用，其实不然，动物的皮革都有这个作用。另外，说一下革在古代的意思，最早为什么叫革？革就是动物的皮，厚一点的皮就叫革。革可以用来制造打仗用的头盔、皮帽子，还有盔甲。盔甲底子是硬硬的厚皮。还有战靴，不能总穿着草鞋、布鞋跟人打仗。宰杀动物的时候把它的皮剥下来，这叫革。

古代有非常好的鞣革技术，就是把皮弄软了，然后制作成盔甲，这是另一个方向。最早我们说的阿胶中的"胶"，不仅指驴皮、黑驴皮，也指各种动物的皮，包括马的、牛的。

再说一下"阿"字，东阿县有一口古井，古井出来的水按中医理论分析，特别阴寒，而且特别凝重。按现代科学解释，里面含有的各种矿物质比较丰富，水的张力就比一般的水大。表现在你把一杯水倒满一点，它不会溢出来，会在杯子上面鼓成一个凸面，我们说这种水比较凝重，比较阴寒。

山东在黄河的南岸，济南叫泉城，水可以从地表冒出来，趵突泉、大明湖的水也能从地面上冒出来。按中医理论分析，从地面上冒出来的泉水属于阳性，而在深深的井里待着的水是阴性。阴阳是它的特点，不是缺点，中医讲都是要阴阳平衡和调和。

东阿县有阴水，就是东阿古井的水。在它的边上有一个湖，还有一条河，叫浪溪河。浪溪河流的水也是奔腾的水，我们把它称为阳水。制作驴皮或各种皮类的胶时，就要阴阳水同时用。一般都是用阳水先把驴皮、牛皮、马皮大概泡 7 天，在冬至那天取古井水，很讲究，就是阴阳转换的时候熬动物的皮革。古代做这件事都有很隆重的仪式，所以阿胶的"阿"是指东阿县的河水和井水，这是一个讲究。

至于皮是这样的，驴并不是中国原产的动物，而是从中亚或西亚逐渐引进的。我们研究一下史书，关于夏朝和商朝早期的一些记载，跟四方的交流。有一本书叫《逸周书》，记载伊尹的时候来自西亚和中亚的贡品，其中包括野骆驼、野马，还有驴。

虽然驴的体型没有马大，奔跑速度也没有马快，但它吃苦耐劳、负重能力强，驮点儿东西，拉个磨什么的都很方便，逐渐中原大地就有驴了。

驴引进最多的时期就是唐朝，汉朝是通西域，当时西域还不是咱的，到了唐朝新疆基本属于咱们的控制范围了，所以在唐朝时大量的驴就被引进到中原。根据东阿县的县志记载，大量用驴皮制作阿胶，正是从唐太宗的时候开始。因为用东阿阿胶熬出来的胶治好了唐太宗李世民老婆的病，所以唐太宗专门派尉迟恭到东阿县整修河道，然后封锁古井，每年把很大一部分东阿县熬出来的胶制成了贡品。

唐朝时期战争不断，再加上当时是农耕社会，对牛的保护意识比较强，宰杀耕牛会被判罪。打仗需要很多盔甲，需要战靴，对牛皮的消耗量就比较大。所以慢慢往后演变，阿胶主要的原料就成了驴皮。

驴的特点，吃苦耐劳，驴跟牛的最大区别就是驴是阳，牛是阴。马和驴属于奇蹄目，马蹄是圆坨，驴也是。而牛、羊、骆驼都属于偶蹄目，包括鹿，一阴一阳是体现在这里。既然阴阳属性不同，熬出来的胶的效果也不一样。在古代，是用杂皮熬的，那就是阴阳和合。现在很多膏方制作的时候，不是单用纯阿胶或纯鹿角胶，而是把黄明胶和阿胶一阴一阳混合起来使用。

驴跟马有个特点，火气大，阳气足，奔跑快，容易受惊吓。咱们都学过柳宗元的《黔之驴》："黔无驴，有好事者船载以入。至则无可用，放之山下。虎见之，庞然大物也，以为神，蔽林间窥之。稍出近之，慭慭然，莫相知。"驴生气的时候也挺有意思，后蹄子"梆"的一声。驴还有一个特点就是攻击性很强，有时会拿牙咬你。很多美国西部的大农场，养的牛羊经常被野狼攻击，有人说养狗，但狗好像打不过狼群。后来有人养驴，一看录像，驴太厉害了，体格比狗大好几倍，狼攻击它，驴就一蹄子踹过去。而且驴上去就咬，咬完以后还来回甩，活活把狼咬死、甩死。你看这个火性，所以我们经常说"驴脾气""倔驴"，挺有意思。

另外驴还有个特点，孕期特别长。我们都知道人怀孕是十月怀胎，一般说40周或280天出生。驴的怀孕周期比马都长，虽然是同一科，但还是有分别的。驴要足足怀孕360天，一年才365天，有的驴还会超过预产期出生，孕期可能会超过365天。

我说过五运六气对人的影响，人出生在不同的年份，会有脏（臟）腑的偏盛和偏衰。原因是怀孕也就 10 个月，没有得天地的全气，我后来一想有道理。但一想到驴，这么说驴是得到天地全气了。也不是开玩笑，咱慢慢观察。

这么说的话，驴皮的营养价值和驴肉的营养价值确实要比其他动物的要高一些。驴肉好吃，我经常晒早餐，同学们都能看到我吃驴肉。我家吃驴肉说起来有 20 年了，我爸出现中风脑梗后，我的一位中医老师推荐我爸适当吃点儿驴肉，对心脑血管有好处。我后来想为什么有好处，研究了一下它的本源。我观察了很多肉，不加任何调料，煮出来有自然的肉香，但驴肉的香味应该排第一。羊肉有膻气、猪肉有腥气，驴肉确实能嚼出肉里的香气，很难被外面卤料的香味掩盖。

我们说午马未羊，马和驴都是火性的，都能补心气、补心血。驴肉确实有鼓舞心气的作用，我平时治疗一些患有抑郁症的人，觉得活着没有意思的人，心率特别慢，身体也特别虚寒的人时，会适当地建议他们吃点儿驴肉，给他们治疗时也有意识地用点儿阿胶。

我爸的体质非常阴寒，而且阴寒的身体也影响了他的性格，非常偏负面。我爸 2003 年中风，我们开始给他调养，先祛阴寒。祛阴寒的过程中我给他扎针，我身上就冰凉。请了一位练武的老师给他按摩，最后老师一屁股坐在沙发上，说我爸那种阴寒把他都震到了。那会儿老爷子就是那种阴寒负面的想法，对治疗很抵触。作为儿子来讲要孝敬，给他做治疗，但他就疑心特别重，抵触逆反。你不让他做什么他偏要做，我不让他吃水果他就吃，当着我面吃；我不让他吃阿司匹林，因为阿司匹林发汗，对阳气消耗特别大，也会引起消化道的溃疡，他就要吃。

后来我说了一句："爸，我给你开的三七粉比阿司匹林要贵好几十倍。"后来就慢慢地给老爷子调养，身体逐渐暖和、柔软了，性格也变得柔和。特别是脸上，原来我总觉得他满脸横肉，后来人也变得特别温顺。所以有意识地吃点儿驴肉，原因就在这儿。

另外跟大家讲，做驴肉的时候最古老的加工方法就是要加点儿火硝。硝类是做火药用的，作为中药本身有非常好的温暖、补心气、壮心阳的作用。当然现在国家食品管理规定不让用那些不纯的，而且对剂量也有规定，但我观察如果不用火硝，驴肉的香气、效果就会大打折扣。

下面说一下东阿阿胶的制作方法。前面已经讲了一点，一个是阴阳水，另一个是冬至那天取水，然后用柴火灶煎熬，千万不能用煤气灶煎熬。

驴皮浸泡以后切成小块，放在锅里熬，最好用铜锅，不要用铁锅。熬到最后过滤，把过滤出来的液体静置凝固，凝固出来就是非常纯正的驴皮阿胶。

《神农本草经》记载的阿胶，不仅指驴皮胶，说它主虚劳、虚损的人，给他做滋补。其实这不是补，这叫滋。什么叫虚劳？你看一个人啥活也没干，躺在那儿就累得不行。为什么？气血或精神从哪儿消耗？其实从脑子里消耗，用脑过度会消耗大量的精气神。我以前跟大家讲过，聂卫平在中日围棋友好擂台赛上跟人下围棋，到最后要去吸氧，这就是消耗过度。

虚劳的人，我总结有以下特点：第一，漏精漏得太多；第二，漏气漏得太多；第三，漏神漏得太多。什么叫漏神？我们现在一躺那儿脑子里会冒出很多念头。有的人站桩时冒出个念头，这叫"狗揽八泡屎"。其实心里那种意识层面的、神的层面上的冲动、念想都在消耗你的精气神。我举一个通俗的例子，虚劳其实就是你骑自行车的时候车轱辘没打气，没有气支撑，干磨轮毂。我们看见高速旋转的车床必须要在边上浇降温的水，如果水不足，又高速旋转，最后就被烧干了。所以，虚劳就是在自己的气和阴，也就是津液、阴液、血液不足的情况下高速运转，把自己磨毁了。

《神农本草经》说，阿胶的第一个功效就是治疗虚劳到极点的这些人出现的这些症状，第一个是睡不着觉，特别困、特别累、特别想睡觉，但躺那儿睡不着，这就叫兴奋到极点，兴奋过头了，弦儿崩断了。另外，还有人浑身不自在，起来、坐下、躺下，反正不知道该干嘛。还会身上一阵发冷，一阵发热。《神农本草经》说："劳极洒洒如疟状。"就是现代医学说的慢性疲劳综合征，身上没有一处不疼的。《神农本草经》说阿胶能治"腰腹痛，四肢酸痛，女子下血"。"女子下血"就是女子的崩和漏，崩就是短时间大量地出血，漏就是长时间滴滴答答不干净。

还有精神情绪的崩溃，《神农本草经》说它"治主心腹内崩"，就是觉得自己肚脐周围另外长出一个心脏（臟）在嘣嘣跳，其实我们现在知道这叫腹主动脉在跳。腹主动脉是一个潜藏在身体里搏动的血管，正常人感觉不到，别人也摸不到。但努力过头的人就会有腹主动脉怦怦跳的感觉，我们就说元气漏了。我父亲临死前，我给他检查身体时就是这么一个状态，腹主动脉跳得搂不住的感觉。

另外《神农本草经》特别强调了阿胶的安胎作用，主要指早期怀孕期间出现的胎漏，就是怀着孕突然底下见血了。如果不及时治疗，接着就是胎停育或小产、流产。

除了止血安胎以外，阿胶有非常好的美容美颜作用。我们说它补心气、补心血，因为心其华在面，一个人的心气、心血都从脸色体现。我见过很多失眠患者的脸上都冒着青光和绿光，很吓人。所以慈禧太后一直在服用东阿阿胶。

后来中医不断拓展中药，还有它的使用范围，逐渐到《名医别录》。男人的病阿胶也能治，像治疗男人肚子疼，虚劳羸瘦。虚劳人还有个特点就是干瘦，很多人瘦但有力气，很多人胖但很灵活。虚劳人是羸瘦，有气无力。阴气不足，一个是津液，一个是阳气。脚酸不能久立。《名医别录》又给它扩展到了治疗男性疾病。

《食疗本草》说阿胶能治一切风毒骨节痛，包括呻吟不止，疼得不行，外面受风，受了毒邪等。《食疗本草》第一次提出把它烊化和黄酒一起服，就是要消和酒服。黄酒和阿胶等所有的胶类药都是绝配，放到碗里上锅去蒸，蒸完以后搅和搅和就能吃。

《日华子本草》说阿胶能治一切的风，还有所有的血。血包括但不限于鼻衄，鼻子出血、吐血，肠子里拉血叫肠风下血，还有崩中漏下，就是女人的带下。后期记载还给它增加了治疗咳血、嗽血的作用。治疗范围又扩大了，基本上囊括了一切出血，不是属于血热而是属于漏，气虚不摄都可以用阿胶。后期还有人扩展到治疗一些痈肿疮毒。

《本草纲目拾遗》记载阿胶治一些内伤腰痛，主要指房劳即性交过度。内伤腰痛，强力伸筋。阴茎也叫宗筋，使用过量，吃壮阳药提高性兴奋能力都会伤到自己的身体，阿胶能填精固肾。

具体的应用，中药方剂里有小朱雀汤。小朱雀汤是伊尹的方子，南方朱雀代表着心、心包。所以碰到虚劳、虚烦不得眠，用黄连阿胶鸡子黄汤，里面除了阿胶，还用了两枚鸡蛋黄、鸡子黄，加上黄连搅和在一起吃，可治疗一些顽固性的失眠，特别是虚劳阴液不足导致的失眠。患者舌头上没有舌苔或地图舌，出现各种裂纹破碎的心，吃阿胶效果也非常好。

《伤寒论》有个著名的方子叫炙甘草汤。"炙甘草汤参桂姜，麦地阿枣麻仁襄"，这就是很著名的治疗心血管病的方子。我们治疗气虚血少的心动悸脉结代，得了伤寒、发汗过度或治疗不当，出现了自觉心慌心跳、心律不齐、乱跳的症状。有的停跳是有规律的停跳，有的停跳是没规律的停跳，现代医学称之为室颤或房颤（都可用炙甘草汤）。另外，我们常说的治疗女性崩漏的方子，叫胶艾四物汤。这里面的胶就是阿胶，艾是艾草，四物汤就是现在大家熟知的当归、川芎、熟地、白芍。其实四物汤是从胶艾四物汤简化过来的，这两个方子一个补心血，一个补肝血。后世把它简化了，真正好用的还是胶艾四物汤。

如果碰到一般性的出血，包括胎漏，早期的怀孕出血，直接可以用阿胶单味服用。碰到阴虚的吐血、鼻子出血、衄血等症状，还可以配上一些凉血、止血的药物，比如生地和生蒲黄，都可以用胶艾四物汤。还有脾虚失摄，便血，现在很多人得溃疡性结肠炎，十二指肠溃疡、胃溃疡出血，拉出来都是黑了吧唧的血便，这时我们用《伤寒论》里的黄土汤就能治好，里面主要是阿胶加白术和灶心土。如果阳气不足，可以用附子。

类似的方子应用很多，让大家对阿胶留下一个深刻的印象。

⑦ 黄明胶，补心气，补心血，滋阴润燥，补脾

最后介绍一下黄明胶。黄明胶很简单，就是用牛皮熬制的胶。

前面说过了，以前是混杂的，各种皮类熬在一起。后来牛更多地用于耕地、作战，导致牛皮的供应来源不够，逐渐被驴皮取代。现在牛的饲养成了规模，所以牛皮作为药材也成为一种可能。

牛皮去毛，刮掉脂肪以后切成小块，浸泡一周后，上锅慢慢熬煮。熬煮的时间需要很长，"牛头不烂多费把柴炭"，牛肉本身就不好熟，需要长时间炖，牛皮就更别说了。

我们都听过红军爬雪山、过草地，吃草根、树皮的故事。其实还有一个传说是红军吃皮带和皮鞋，艰难困苦的时期，确实是不得已而为之。黄明胶做好了以后，也可以跟阿胶一样干燥阴干，也有用烤箱烘干的。烘干就没意思了，会把热的邪气带到黄明胶里，还是要阴干。

黄明胶除了补心气、补心血的作用差一点以外，滋阴、润燥、补脾的效果比阿胶更显著，这也是它的一个特点。所以在历代本草上记载，《本草拾遗》说它主要治肠风下血，我们把便血叫肠风。一个是止泻，另一个就是补虚。把血止住以后，溃疡面、创面、炎症的反应点给它补住。

《本草纲目》说黄明胶治吐血、衄血、下血、血淋、下痢、孕妇胎动血下，还有风湿走驻疼痛、跌打损伤。另外身体表面生疮，也可以用黄明胶化开以后外敷。长了各种疮，一切痈疽肿毒都可以用它，它有活血止痛，润燥，利大小肠的作用。利大小肠不是说通便，而是说有利于大小肠。

另外，因为它主要入脾胃，土生金也能间接治疗一些肺咳血、干咳，起到间接补肺的作用。黄明胶的用法也是烊化。

给大家介绍胶类除了汤煮以外的另一个吃法，就是较节约的吃法。阿胶太贵了，黄明胶也贵，就用阿胶珠或黄明胶的珠。方法是把阿胶或黄明胶打成小块，铁锅里放蛤粉，蛤粉就是蛤蜊壳磨成的粉，起间接传导热量的作用。先把蛤粉炒热，然后把胶块放进去，它受了蛤粉传导的热以后，就会像爆米花一样，体积膨大，胀成小圆球。

经过蛤粉的炮制以后，变成了阿胶珠或黄明胶珠。不需要烊化，直接入汤剂，煮好了汤，汤剂过滤掉药渣，放在碗里，就可以喝了。这对脾胃功能弱，觉得阿胶滋腻吃完以后肠胃不蠕动，消化不了的人来说是一个不错的方法。

关于胶类就介绍这么多。我个人的感觉，很多地方的人也喜欢到冬天吃膏方，找大夫给你开个方子，一人一方挺对症，习惯性购买某个成方也凑合。最好是我们学了中医以后，根据自身的条件选择不同的胶类，自己配膏方，比如加点儿核桃仁、红枣肉、枸杞、黑芝麻，配一个适合自己的营养滋补品也是可行的。

第 ⑩ 章

冬季苦味饮品：
可可与咖啡

———

　　大家都知道世界上有三大饮料：茶、咖啡，还有一种是可可。这里主要讲一下用可可的果实提炼出来的巧克力，还有咖啡经过烘焙研磨制成的饮料。这些都是植物的种子，确切地说是树的种子，茶叶是茶树的叶子。

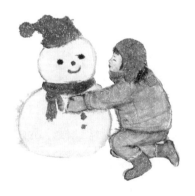

1 苦味的食物：巧克力、咖啡

关于补肾的食材、药材，还有一点要补充的，说一下苦味的饮料。大家都知道世界上有三大饮料：茶、咖啡，还有一种是可可。这里主要讲一下用可可的果实提炼出来的巧克力，还有咖啡经过烘焙研磨制成的饮料。这些都是植物的种子，确切地说是树的种子，茶叶是茶树的叶子。叶子有苦味能泻心，有辛香味能提神，而且能消食化积。

内蒙古人吃烧卖一定要喝砖茶，因为羊肉加葱姜的热性是很强的，所以内蒙古人要一边吃烧卖，一边喝点儿砖茶。砖茶其实就是黑茶，是湖南出的一种粗枝大叶经过窝堆发酵，压制成的砖饼所煮的茶。喝的时候要撬下一块来煮茶。砖茶不能泡，得煮，煮完了还得加点儿奶和盐一起喝，内蒙古人喝砖茶、吃烧卖、吃羊肉为什么不上火？他们吃蔬菜、水果都比较少，还吃那么多肉，怎么平衡？就靠砖茶。有的茶偏于提神，有的偏苦清心，像黑茶，包括茯砖、六堡茶，其实都是苦味的，是非常好的消食化积的药。

2 真正纯正的巧克力是苦的

介绍一下可可变成巧克力的制作过程，还有咖啡豆采摘后经烘焙、研磨做成咖啡的过程。很多人说巧克力是甜的，对不起，那说明你吃的是不纯正的巧克力，真正的可可粉制作出来的巧克力是苦的，真正纯正的巧克力往往都是苦的。

　　苦味的东西泻心、补肾、燥脾，我们平时的饮食五味俱全，但还缺一点苦味，我也给大家推荐过一些苦味的食品，比如茶、焦锅巴、苦瓜，可以有意识地往自己的身体里加点儿苦味的食品。对外来食品我的态度也很明确，因为中药很多都是外来进口的东西，比如胡的、番的、洋的，都是外来食品。

　　我个人认为外来食品只要能在本地种植生长，完成它的生命周期，也就能成为这方水土的一部分，可食用、可利用。如果性平和则可食用，如果性偏的话可以作为药用，中医是开放包容的，能用自己的理论分析别的东西，决定如何使用它。

　　先说一下巧克力，咱们最早吃的巧克力都是甜的，后来慢慢跟外国人接触多了，才发现往往贵的巧克力都是苦的，苦的来源在哪儿？其实巧克力最主要的原料成分是可可粉，可可是一种树，上面结可可豆，这种树最早生长在中南美洲，在赤道附近，土壤肥沃，气候湿润。后来欧洲殖民者入侵美洲以后，西班牙探险家发现当地的印第安人喝一种可可豆加水和香料的饮料，就把可可豆带回了西班牙，开始在西班牙种植可可树。当地人把可可熬成的水叫苦水，我们说黄连树下唱小曲都是一肚子苦水。

　　我说过喝茶也好，喝咖啡也好，都是先苦后甘，而且有一种苦得让人觉得很舒服的感觉，其实它有一种让人愉悦兴奋和提神的作用。后来人们接受不了苦，而且接受不了可可豆里有特别多的油脂，欧洲人慢慢学会了把油脂和可可粉分开的技术。可可豆的油脂被单独提取出来，制成了可可酯，我们也能吃到，就是白巧克力。

　　油脂被摄取以后，在苦的可可粉里加入糖，就变成了一个好喝的饮品。有一段时间这种饮品还被欧洲人作为药品使用，逐渐传播到全世界各地。工业化生产以后，用提纯、压榨、混合各种技术，把可可豆发酵、干燥、烘焙，磨成粉，提取出油脂，慢慢形成了我们现在吃的巧克力。

风靡世界的三大饮料有茶叶、可可和咖啡，我们现在都流行喝奶茶，其实是在可可粉里加入了牛奶。现在采用各种先进工艺，牛奶巧克力做得好看，再加上商业推广逐渐风靡世界。人们觉得吃巧克力能即时提神醒脑，增加体力。

我记得上大学踢球的时候，我们宿舍老四王洪就经常带一板巧克力，中场休息或踢完以后给大家一人掰一块，说能马上补充体力，跟吃兴奋剂似的，这就是一种宣传。现在巧克力卖得特别贵，还成了送礼的佳品，象征爱情甜蜜。附加在商品上的各种噱头，这是一种商业营销的手段。其实巧克力并不神秘，我们在家都可以做。有人说买点儿可可粉加点儿牛奶，放点儿植物脂或黄油就做好了，很简单。

现在可可树在中国的广东和海南都有引种，也能结果，在南方也能买到可可的成熟果实，可以在家自己做巧克力。怎么做呢？可可结果跟豆荚一样，一个豆荚大概有几十个可可豆在里面。把可可豆买回来以后，需要先发酵，其实就是催熟的过程，当然不发酵，直接剥开把可可豆拿出来也能制作可可粉，但中间少了发酵这道手续，可可会有更重的苦涩味，而且香味出不来。拿中医理论解释，如果没有经过发酵，可可相当于冬笋，就在地里待着不萌发；发酵以后，就变成了春笋，里面的物质会有一个从补肾到补肝的转化，有生机、有鲜味，豆芽比豆子更有鲜味，黄豆芽更鲜，就是这个道理。

很多人跟老一辈学怎么做巧克力，但照猫画虎，按部就班，萧规曹随，不做任何变更。我学做这个东西就是研究背后的逻辑，买回来的可可豆表面附着黏液，不要清洗掉，放在一个保鲜盒里，放在阴凉的地方，室温就可以放置一周，中间还要翻腾几下，盖上保鲜膜。外面自带的黏液，其实是一种肥料、催化剂，能渗透到果壳里，唤醒里面的种子，开始萌发。一周以后它已经有一种酸臭的味道，还有酒精的味道，不要嫌弃。

可可豆发酵好以后，如果天气好就直接放在外面，让表面发酵的酸臭的浆液自然风干。风干以后还不够，如果外面天气不好，直接上烤箱。不用清洗表面的那些东西，直接放到烤箱里90℃烘烤2小时，至半干状态，这时再翻动一下。温度调到160℃，烘烤1小时，此时表皮完全被烘干，呈褐色，拿手一剥，表皮很容易被剥下来。

剥可可豆也是一个辛苦的过程，但为了好吃只能这么做。壳剥开以后就出现黑色的、很可爱的冒着亮光的豆，这就是我们要制作的可可粉的原料。以前玛雅人把可可豆通过石板烘焙以后，拿类似石头的擀面杖去擀，一般都是女子操作，直接把可可粉放到杯子里，加入水熬就变成饮料，那会儿不加糖，加的是豆蔻和肉桂。

我们经常说辛苦了，其实这就叫辛苦了，一个非常好的能提神、滋补、有营养的饮料。豆子在古代是拿擀面杖擀，现代可以拿石杵捣，但现在家里都有粉碎机、破壁机，可以直接倒在破壁机里搅打，直到把它打成碎末。打成碎末以后，不需要往里面加任何东西，接着搅打，这时它就会出油，出油以后可可粉会变成黏稠状。准备好几个模具，把黏稠状的可可浆浇在模具里，放冰箱冷却或自然冷却以后固定成型，这就是黑巧克力或熟巧。熟巧的意思就是里面没有奶油，质地比较坚硬，而且保质期比较长，但一般人吃不了黑巧克力，觉得苦，觉得它有一种涩。

现在流行吃的巧克力叫生巧，怎么制作？先把牛奶煮开了，加入黄油或白色的奶油，再加糖，煮开以后把刚才做好的很硬的熟巧切成末，放进去熔化，熔化以后再倒入模具里，让它自然冷却固定成型，这叫生巧。生巧的生是新鲜的意思，而且质地比较软，保质期也比较短，适合各种人的口味，愿意往里加多少糖、牛奶，由自己的爱好去发挥。

另外打成可可粉以后，可以上笼蒸一下，蒸完以后用笼布或屉布裹着压榨一下，把里面的油脂压出来，再过滤一下，就变成了透明的油脂，放到模具里固定成型，这就是我们说的白巧克力。可可粉通过破壁机打的时间不长，还是粉末状，也就是说油脂没出来，可以保存起来充当饮料。也可以去街上买可可粉，但自己发酵、研磨，自己做好的可可粉最新鲜、最香，口感也更好。

关于巧克力我就说这么多，总结一个观点，生活很辛苦，大家都爱吃甜的、咸的、辣的东西，巧克力是目前为止我知道的大家最爱吃的苦味的东西，所以把它列入我们的食材的菜单，作为饮料和食品都值得大家尝一尝、吃一吃、品一品。后来还发明了夹心巧克力、酒心巧克力、巧克力蛋糕。巧克力蛋糕是可可粉做的，里面还加入了低筋粉、鸡蛋。

③ 咖啡的制作过程和喝法

下面介绍一下咖啡，以前提到过，这是一种很好的苦味饮品，不算食品，不像可可豆可以吃。

咖啡原产地在非洲，据说在埃塞俄比亚高原。咖啡也是热带或温热带的植物，是茜草科的多年生灌木，也有小乔木，也就是说咖啡树没有太粗的主干，而且是在赤道附近南北25度容易生长繁育的树种。可可树比它还严格一点，一般都是赤道南北18度，所以在世界地理上有一个咖啡的种植带，就在赤道附近。咖啡有不同的树种，有的适合生长在高原，有的适合生长在低海拔地区，如果换了地区就不太好生存。中国人大概在一百年前就把咖啡引种过来了，在我们的海南岛有种植。

云南是高原，在靠南边跟缅甸、越南接壤的地方，也有很好的咖啡种植区。我喝过很多咖啡，因为有的朋友、学生、患者会送我茶叶，也有人送咖啡，一般都是送咖啡豆，蓝山的咖啡豆、牙买加的咖啡豆。因为咖啡也有鄙视链，跟咱们喝茶一样，喝普洱的看不起喝岩茶的，喝岩茶的看不起喝绿茶的，没必要，知道世界上有很好的饮料就行了。

埃塞俄比亚当地的牧羊人发现羊吃完咖啡的果实以后变得很兴奋，很好斗，很容易发情，就学羊吃咖啡豆。咖啡树外面长出豆开的花是白的，长出的豆开始是青绿色，成熟以后变成红色。它的果皮、果肉不是很厚，但很甜，里面还有一个果壳，剥开果壳才是真正的咖啡豆。后来当地土著习惯把成熟的咖啡豆剥壳以后，把果仁烤熟，跟动物的油脂搅和在一起，做成丸子，当丸药一样给打仗出征的战士们吃，有很好的兴奋提神的作用。

随着当时穆斯林的扩张，咖啡被带到了阿拉伯地区，带到了欧洲地区。穆斯林是禁止饮酒的，但人们都想喝点儿什么提提神、助助兴，咖啡就成了很好的饮品，所以最早咖啡的种植、生产、销售都是被阿拉伯人控制的，而且它有很好的身心治疗作用。

有时人们把它当成药品，医生，包括修行的阿訇或者欧洲一些天主教的神父修女，都认为咖啡有提神醒脑、强身健体还有止血的功效。其实任何东西炒焦了都能止血，不只是咖啡，咖啡豆是茜草科的，茜草生用有活血的作用，茜草烧成炭就有止血的作用。在阿拉伯鼎盛时期，咖啡是社交礼仪中应酬助兴的产品。后来咖啡逐渐传到欧洲，咖啡豆当时被叫作黑色的金子，包括可可豆以前也曾作为货币，所以咖啡得到了广泛的种植。

咖啡的制作过程是这样的：成熟以后采摘，先剥去果肉和果皮，太阳底下晾晒干，进入工厂进行脱壳和烘焙，有高、中、低三种不同的烘焙程度，烘焙好的豆子可以直接装袋销售，还可以把烘焙好的豆子磨成粉销售。这就涉及保质期的问题，我喝过很多买回来的咖啡粉，不知道是保质期的问题，还是制作工艺的问题，反正我喝冲泡出来的咖啡，要么是一种酸味，要么就是一种涩味，尝不到咖啡让人觉得美好的味道。

我个人认为现在想喝咖啡的话，还是买保质期之内的咖啡豆，而且尽量在保质期内把它冲泡并喝完。喝咖啡印象最深的一次，是我们去台湾游学拜访胡因梦老师，我们大概在 2007 年结缘，给胡因梦老师出书的单位叫立品，通过该单位引荐我们认识。最早胡老师在她的博客上推荐我的《字里藏医》。2007 年，因胡因梦老师推荐，帮我涨了一大批粉丝。我真正被大家知道是 2008 年跟梁冬做节目。

去台湾的时候，只要胡老师在，我们就去拜访她，请胡老师吃饭，胡老师请我们喝咖啡。我记得印象最深的是在台湾，胡老师在她家楼下的一家咖啡馆请我们几个人喝咖啡，非常讲究。我们都知道世界各地有各种有名的咖啡豆，选豆子时根据不同性质，来做调配，不是单纯用一种豆子。咖啡师都是经过学习和培训的，调配后当场现磨，咖啡不是煮的，而是将用水变成蒸汽以后萃取咖啡粉里的物质，那是我喝过的最香的咖啡，整个咖啡馆的味道就很好闻。我说了很多次，现在都讲味不讲气，味是嘴里尝到的，气是鼻子闻到的，所以喝这个咖啡让我印象很深。其实对普通人来讲，平时喝咖啡，大家喝的可能只是速溶咖啡。

咖啡大概是 20 世纪 80 年代末 90 年代初开始在中国大做广告，咱们喝的都是最普通的速溶咖啡，滴滴香浓，意犹未尽，还能加点儿咖啡伴侣，咖啡伴侣就是植物脂末，反式脂肪酸，能引起心脑血管病，那是最早的。后来开始喝冲泡的咖啡，这是我到日本最早品尝到的咖啡，在杯子上有一个纸包，里面是咖啡粉，纸包用个托件架在杯子口，就拿开水冲它，这比速溶咖啡高级点儿。后来我们买了咖啡机，直接装咖啡豆，按各种模式，有意式、美式、拿铁等，很讲究。喝咖啡，我们都是跟外国人学习的。最早也不知道怎么喝咖啡，而且很奇怪，怎么咖啡杯那么小，却卖得那么贵，后来才知道喝咖啡不是为了解渴，而是品尝一种苦的味道，闻到香味，然后产生一种愉悦和兴奋的感觉。

我的外国学生基本都是喝咖啡，而且都学会用中国的保温杯，他们知道我们没有喝咖啡的习惯，也不会煮咖啡。我有个瑞典学生叫玛丽，每次上课前都拿保温杯灌满一杯咖啡，课间休息时自个儿倒一杯就喝，有时还给我倒点儿。我觉得挺有意思。我觉得喝咖啡是一个非常好的生活习惯，满足了嗅觉和味觉的需要。

喝咖啡时给你个小勺，以前我们都以为是拿勺扎着咖啡喝，后来才知道不是，是用来搅拌咖啡的，里面放一两块方糖。真正的咖啡很香醇，初喝有苦味，后面回甘，我把咖啡推荐给大家，作为中国人饮食的一个补充。

 ## 什么样的人不适合喝咖啡？

另外跟大家说什么样的人不适合喝咖啡。我们现在基本上都在跟风，外面流行什么，就去尝一下。咖啡一定要在酒足饭饱，嘴里想哑么点儿滋味的时候喝，早上起来一杯咖啡，我个人认为会引起低血糖反应。因为香的味道和苦的味道都是帮助消化食物的，空腹来一杯，就适得其反了，跟茶叶是一样的。茶叶也是酒足饭饱以后消食化积的，现代科学研究说咖啡能刺激胃酸分泌，胃溃疡的人不要喝，你看到的是胃溃疡，你没看到的呢？

不喜欢辛辣刺激、不喜欢这个味道的人，也别强迫。另外本身心率就快，血压就高，人又容易冲动、兴奋，还是别喝咖啡了，喝点儿苦味重的茶叶更好，可以喝点儿苦丁茶、普洱茶、茯砖黑茶降心火。

还有孕妇，处于特殊状态下的人，癌症患者别喝咖啡。我们现在觉得这个东西只是生活中的一个调料，不能过分追求和依赖东西。儿童就算了，儿童本身就闹，阳气十足，纯阳之体，再给他喝咖啡，我觉得这个事有点儿扯。儿童真的没必要喝咖啡，倒可以养成喝茶的习惯。

茶性质偏凉，发酵、烘焙后也还是性质偏凉的饮品，适合儿童纯阳的体质，青年人、中老年人喝点儿咖啡还是可以的。

有关从外国进口的两种饮品和食品给大家做个介绍，"物无美恶，过则为灾"，地不分南北，物不分东西，只要能为我所用，就是很好的食材和药材。

第 11 章

立冬北方膳

———

　　冬天的主食可以吃点儿豆腐，单纯用豆子做面条不大可能，因为黏合性比较差，所以基本是一半豆面一半白面和起来。小时候我妈告诉我这么吃面比较香，豆子的蛋白质含量高，香味比较浓郁。

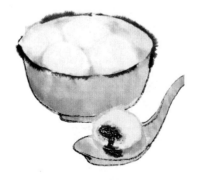

1 君：抿豆面

立冬的主食推荐一道我非常熟悉的家乡主食，叫"抿豆面"。抿豆面的抿，是一种特殊的做面食的方法，要求有一个抿床。抿床是什么？一个铁盘上戳了很多窟窿眼。我以前给大家讲过压饸饹的床，那是圆柱形的，底下也有戳了很多窟窿眼的铁皮，上面有一个木杆往下一压，能压出长面条，我们做莜面饸饹、压山药粉条都是用压饸饹的床，比抿床复杂。

抿豆面的床其实就是一个戳了窟窿眼的铁盘，上面拿木板一刮，刮出来的就是小短条的面条，不是长面条。抿豆面的面比较松软，没那么结实，这是一个特殊的制面方法，特点就是方便快捷。

冬天的主食可以吃点儿豆腐，单纯用豆子做面条不大可能，因为黏合

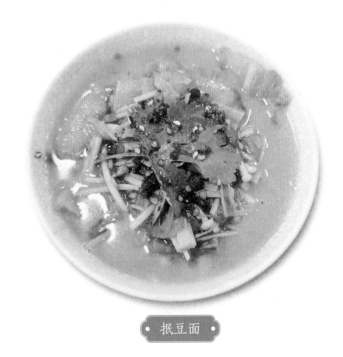

抿豆面

性比较差，所以基本是一半豆面一半白面和起来。小时候我妈告诉我这么吃面比较香，豆子的蛋白质含量高，香味比较浓郁。

还有一个办法是加点儿山药粉，就是土豆淀粉，也有的地方是把土豆蒸熟了杵进去。以后我还会讲抿八锅、拨鱼等各种豆面的做法。先和面，一半豌豆面，一半白面，再加一勺土豆淀粉，加凉水或温水把它搅和成比稀糊糊稠一点，比和成的面团稀一点的状态就可以了。

盖上盖饧一会儿，剩下的时间就来做卤。因为待会儿有红烧肉，卤就做得稍微素一点，其实就是臊子。准备点儿料，切点儿五花肉，锅里放点儿猪油，烧热冒点儿烟就放入葱、姜、花椒，炒出香味把五花肉放进去翻炒，变色了加点儿料酒烹一下，这时把准备好的金针菇、黄花菜、木耳放进去一起翻炒，加点儿开水，盖上盖子煮。煮到八九成熟的时候加点儿水淀粉，用筷子搅动，打两个鸡蛋进去搅散，用锅的余温把卤做好，需要的话再调调味，放点儿盐、生抽卤就做好了。

下面就是做抿八锅的抿了。家里没必要专门买抿床，铁片上戳窟窿眼，家里有漏勺就行。（把漏勺拿出来，把搅好的稀面团铺上一层，拿一个勺子，用勺子的底端往漏勺里面一压，漏勺底下就是开水。锅里放开水，微微煮沸，然后就把豆面压进去，压完了再换新的面团。）全压完了，面也熟了，把豆面捞出来，把刚才做的卤浇上去，再放点儿醋，一碗补肾壮阳的热豆面就做好了。

② 臣1：红烧肉

主菜推荐红烧肉。红烧肉是中餐里一道著名的菜肴，全国各地应该有几十种做法，选一个我知道、熟悉的做法，不是说别人的不好。红烧肉的特点是这样，第一要给它上色。我在绍兴吃过白煮的猪肉，跟白米饭和在一起，最后浇点儿酱油，很好吃，但颜色看起来不大动人。

红烧肉的红在于炒糖色，炒糖色是一个传统工艺，但它的理论跟中医相符，能调和五味解腻，这是它的特点。

整条五花肉放在开水里焯一下，焯三十秒钟或一分钟，目的是去血沫，主要是让它定一下型。

焯完以后快速用凉水冲洗，切成麻将块大小放着备用。这时锅里放点儿冰糖、油，也有不放油的，直接把冰糖熬化，我个人感觉放油有个中间介质不会焦得太厉害。

小火炒糖，熔化了以后微微泛起小泡，这时把洗干净、晾干的五花肉放进去翻炒，让每块肉都均匀地裹上糖色，变成黄褐色，然后起锅。

另一个锅放油，葱、姜爆香，加入桂皮、花椒、香叶等，翻炒出香味。把刚才上好糖色的五花肉放到锅里，这时要烹入料酒，盖上盖焖一会

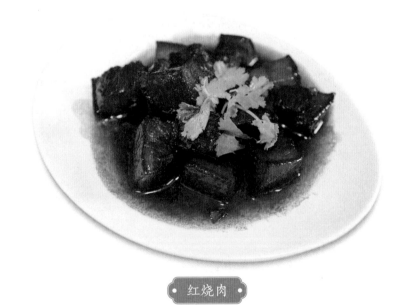

红烧肉

儿，加入开水没过肉，家里有黄酱的话加点儿酱，没有酱加点儿生抽或老抽，小火慢炖，最好用砂锅。

砂锅炖出来的红烧肉更香，铁锅也行。大概需要45分钟就可以，等汁收干了就可以出锅了，香喷喷的红烧肉。看着肥，但一点也不腻，下饭的好菜，毛主席说红烧肉补脑子。顺便说一个故事，我小时候吃的酱油是长毛的，也没关系，长的白毛撇出去，酱油在锅里烧开一下继续吃。现在为了抑制细菌的生长，加了很多所谓的防腐剂，说是对人体没害，其实对肠道菌群是很有杀伤力的。

说红烧肉就得说起毛主席，毛主席爱吃红烧肉，他说吃红烧肉补脑子。毛主席的父亲在湖南韶山，开了一个做酱油的作坊。

据说毛主席小时候经常看着家里做酱油，有一年夏天他掀开酱油缸盖以后，发现里面全是蛆，一下给他看恶心了，不吃酱油了。但他要吃红烧肉怎么办，有一个专门做毛氏红烧肉的厨师，据说是苏州的，他用干豆豉、咸豆豉来炒香，再放五花肉炖，炖出来的就是毛氏红烧肉。毛主席吃完以后赞不绝口，这也留下了毛氏红烧肉的做法。

3 臣2：葱烧台蘑

配红烧肉，做一道葱烧台蘑。台蘑我在介绍蘑菇时跟大家说了，它是在山西省忻州市五台山地区出产的一种蘑菇，有一定的地域性，是一种营养价值非常高的食用菌，当地人又叫它天花菜。它的品种有很多，有香蕈、秋露白、银盘，还有狗爪，主要特点就是肉质特别细嫩。菌体也比较大，吃一口挺解馋。

它的另外一个特点是油性比较大，而且有一种特殊的香味，无论是单独成菜，还是跟其他食材搭配都是一种很好的食材，被称为供品或席上的一种珍馐。台蘑主要在五台山的南台附近出产，做出来的菜味道鲜美，甘甜爽滑。元朝吴瑞的《日用本草》里说它"形如松花而大，香气如蕈"，蕈就是松树上长出来的蘑菇。

食之甚美，唐宋时用来做宫廷菜，也是我们山西的一个传统名吃。因为蘑菇都偏阴寒，所以我们还是用葱烧的办法做它。

先做葱油，把葱白、葱叶、香菜根、香菜段、洋葱丝，同花椒和八角，一起在菜籽油里翻滚煎炸，直到这些食材都变得焦黄，把这些东西都捞出去，剩下熬好的葱油。葱油再回锅加热，等到冒烟以后把切好的葱白段放进去爆香。

台蘑一般都是干的，先泡两三个小时，用面粉水洗一下，里面的灰尘、土、沙子就没了，把它晾干。泡蘑菇的水不要倒，澄清一下备用。

锅里葱油炒出葱白香味以后，把台蘑放进去，跟葱白一起翻炒，临

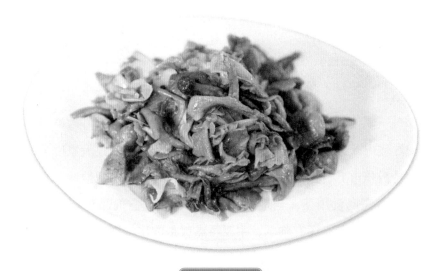

葱烧台蘑

出锅前加点儿盐，调一下味，不用酱油，出锅、装盘就可以吃了，鲜美无比。

④ 佐：拔丝红薯

第三道菜是反佐菜，补肾用偏苦的味道，反佐用一点甜的味道，达到一种平衡。推荐的这道菜也是很著名的菜，叫拔丝红薯，也有人叫拔丝地瓜。也有人会做拔丝苹果、拔丝香蕉、拔丝土豆，以此类推。

这道菜是欢乐菜，一是因为它味道甘甜可口，另外它是行为艺术菜，吃的时候拿筷子一夹，把糖拉成丝在空中飘舞，拿嘴去够，吃得满嘴都是糖丝。做这道菜就想起我爸，这是我爸的拿手菜，而且都是压轴出场。

前面菜吃得差不多了，我爸说："行，我去做个拔丝。"很快就端上来，孩子们疯抢，最后糖硬了，都得把盘子里的糖块渣渣敲下来一块吃，很欢乐，很怀念他老人家。就是这么个传承，你给你的孩子做着吃，你的孩子学会做给他的孩子吃，子子孙孙无穷匮也。

准备红薯，削皮，切成不规则的滚刀块。为什么不规则？就是为了变成多面体，接触面多一点，能多沾点儿糖。放在边上晾干，准备烧菜籽油把红薯炸一下，有人还建议在红薯上面裹点儿玉米淀粉炸。

红薯本身就有很多淀粉，干吗还要裹淀粉？没必要。这时油冒烟，七成热了，依次把红薯块放进去。炸三分钟捞出来，油温升高复炸一遍，基本六七分钟就炸熟了。必须是熟的，吃到里面还是生茬就不对。

红薯炸好了放在一边，这时另起锅，里面放点儿白砂糖、冰糖或红糖都行，加点儿清水，在里面熬糖稀。小火熬得糖全熔化了，黏稠了，起泡了，这时用勺在里面不停地搅拌，泡冒得差不多的时候，就把刚炸好的红

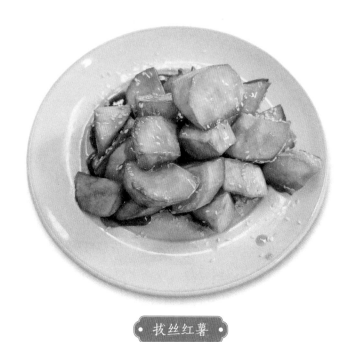

拔丝红薯

薯块放进去翻滚，让每一块都均匀沾上糖汁。出锅装盘，这时还要另外准备一碗冷水，跟拔丝红薯一起端上来，方便大家趁热吃的时候别烫着嘴，夹起来以后拉完丝在小碗里过一下，这时就可以吃了。真是美味，脆、甜、香且可口。

⑤ 使：凉拌海带丝

最后一道菜取个咸味。

讲了一年了，君臣佐使，大家也摸出规律了：补肝的是辛、辛、酸、甘，补心的是咸、咸、苦、酸，补脾的是甘、甘、辛、苦，苦燥脾，补肺的是酸、酸、咸、辛，补肾的是苦、苦、甘、咸。太复杂，怎么记？大家记住，补一个脏（臟）就会影响其他脏（臟）腑，把它补强大了，原来克的脏（臟）就会受到很大欺凌。比如补肾补厉害了，心脏（臟）就受不了。所以你就想一想，在补肾的时候一定要加点儿补心的东西，补心的什么味？就是咸味，是这么个意思。

另外补得太大发了，本脏（臟）也受不了，得给它踩一下刹车。补肾用的苦味重了，就得用点儿甜味，不然补肾补的时间长，小便都没有。你给他治疗不漏精、不漏尿，之后如果他尿毒症，尿都尿不出来了怎么办，所以要用点儿甘味泄肾的药，这就是内在的逻辑。

推荐一道咸味菜，凉拌海带丝。海带是一个很好的配菜，海带炖猪肉很香。小时候我爸说海带能吸很多味，挺好。

海带自己也能单独成菜。我小时候吃的基本都是野生海带，现在都人工养殖了。我记得野生海带是褐色的，上面还挂着一层盐，跟白霜似的；现在的海带都是墨绿色或绿色的，而且肉特别厚，但吃起来没啥味。原来的海带看起来薄，但泡发以后吃起来有嚼头，有点儿香，这是区别，没办法，大规模工业化，薄利多销后就成了这个样子。如果能找到野生海带，还是找点儿野生海带吃。海带想要保持原汁原味，最好不要煮，就蒸一下。

我以前讲过海带，它本身是海藻，具有很好的软坚散结的作用，以前治疗一些碘缺乏症造成的甲状腺的肿瘤，我们叫大脖子病，都是吃点儿海带，吃点儿海藻，吃点儿紫菜，所以经常吃海带，确实能补益心气。海带泡一下再上笼屉蒸，因为它本身可以生吃，没必要蒸太长时间，蒸七八分钟就行了，也就是蒸熟一条鱼的时间，蒸完以后不要冲洗。

切成丝、切成段，碗里放点儿蒜末、葱花，喜欢吃辣椒的放点儿辣椒酱，然后把海带放进去，撒点儿盐，倒入生抽、醋、香油，上面放几个辣

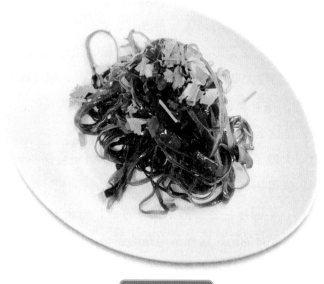

凉拌海带丝

椒段，再拿热油烹浇一下，搅拌后就可以吃了。有些人还喜欢放点儿芝麻，无所谓。蒸完以后凉拌的海带是很好吃的，本身就是熟的，也好消化，就是取咸味。

立冬的北方膳就介绍完了，主食抿豆面，主菜红烧肉，副菜葱烧台蘑，反佐菜拔丝红薯，使菜凉拌海带丝，君臣佐使。

祝大家用膳"怡"！

第 ⑫ 章

立冬南方膳

———

　　立冬的南方主食推荐红豆焖米饭，这是一道小朋友们爱吃的主食。在南方每天吃大米饭，可能有点儿腻，有点儿烦，增加点儿颜色、口味。红豆焖米饭不仅颜色好看，且红豆经过焖煮以后会出现像红豆沙那样的感觉，口味偏甜。豆类主要作用还是补肾，所以我们增加点儿花色、品种，增加点儿生活情趣。

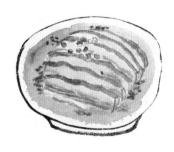

君：红豆焖米饭

在立冬的南方主食推荐红豆焖米饭，这是一道小朋友们爱吃的主食。在南方每天吃大米饭，可能有点儿腻，有点儿烦，增加点儿颜色、口味。红豆焖米饭不仅颜色好看，且红豆经过焖煮以后会出现像红豆沙那样的感觉，口味偏甜。豆类主要作用还是补肾，所以我们增加点儿花色、品种，增加点儿生活情趣。

做红豆焖米饭的难点在于红豆和米饭熟得不同步，红豆比较耐煮，需要焖熟、焖烂的时间长一点，所以我们做饭需要有一个先后顺序。

推荐两个做法，第一个是红豆焖米饭的捞饭，选半斤红豆，加一斤米饭，根据家里人口的数量，按 1∶2 的比例做。

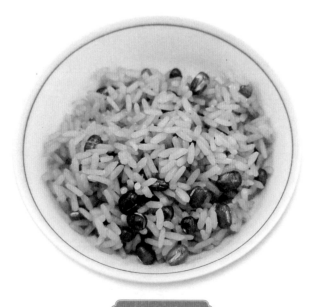

· 红豆焖米饭 ·

先把红豆淘洗干净，挑去杂质和干瘪的豆子，放到锅里煮。煮30分钟以后，把淘好的大米加进去，再加水一起煮。煮15分钟以后，把红豆和米饭都捞出来，放到一个碗里或盆里，上屉再蒸15分钟，这时米饭颜色变红，红豆也变得软烂，剩下的捞米饭汤可以直接喝，焖熟的米饭直接盛在碗里，就可以吃了。红豆跟米饭混在一起，口感也非常好，这是红豆焖米饭的捞饭。

如果想省事就用电饭锅做，可以一锅烩。先加水、红豆，用煮饭的模式煮15分钟，再把淘好的大米放进去，再加水，按以前焖米饭的方法焖就行了。

加入大米饭以后可以搅拌一下，把底下煮烂的、煮软的红豆跟淘洗好的大米搅和在一起，然后设定好模式，到点自动断电，掀开锅就是一锅香喷喷的红豆焖米饭。

2 臣1：芋头烧肉

立冬南方膳的主菜，推荐一道芋头烧肉。

北方立冬降温很明显，变得干燥，而南方还是一片绿色。所以还是按秋冬交替的概念推荐饮食，推荐秋天吃的芋头、红薯、山药。

准备好芋头，削皮，切成片放在一边备用。另外准备烧肉，选一大块带皮五花肉，先清洗干净，然后进入烧皮的工序。锅里不放油，烧热以后把猪皮朝下，在锅底烧、摩擦，让热铁锅把猪的表皮烫焦，不是焦黑，而是烫成褐黄色。这道工序可以去毛、增香，主要目的是让它定型。

烧完皮以后就是卤大块的红烧肉。葱、姜炝锅，放入香料：八角、花椒、桂皮、香叶，可以再放点儿肉豆蔻，倒点儿开水进去，卤汁就做好

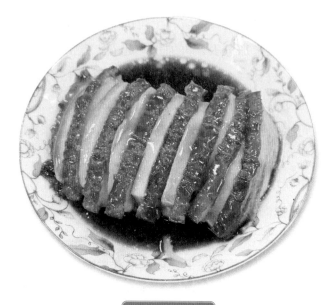

芋头烧肉

了，还可以放点儿冰糖和黄酒。这时把大块的五花肉放进去，淹没，大火烧开，小火慢炖，需要炖1小时，最后加点儿盐。五花肉卤好了就取出来，切成片。

还需经过一道油炸的工序，菜籽油烧到七成热，把一片一片的五花肉放进去炸。炸完以后准备一个大碗或大盘子，用两片芋头片夹一片五花肉的形式，猪皮要朝下，码在碗里，把卤肉的汤汁浇在上面，放在盘或碗里上锅蒸30分钟。出锅以后把碗倒扣过来，芋头把猪肉的香，猪肉的油，还有猪肉的味道都吸收到了自己的身体里。这时芋头香，五花肉又不腻，合起来吃是一道很好的秋冬季节的主菜。

3 臣2：小白菜烧豆腐

立冬南方膳的副菜，推荐小白菜烧豆腐。南方还有绿叶菜，北方基本就是大白菜、萝卜，南北方不太一样，我们还是要考虑一下地域因素。

小白菜烧豆腐偏素，但营养元素一点也不少。先收拾一下豆腐，把豆腐切成小块，用猪油先煎一下。我跟大家说过做鱼，拿油煎一下，这时熬出来的汤就是奶白色的，豆腐也是一样，这是为了让菜味变得醇厚一些。煎好以后捞出锅备用，剩下的猪油有就接着用，没有就接着加一点。

用葱、姜、蒜炝锅，然后把切好段的小白菜放入锅里，高温翻炒，不加水。炒到小白菜出水以后，把刚才煎好的豆腐放进去翻炒，加点儿盐或虾米皮，最后调一下味就可以出锅了。不加水是因为小白菜里渗出的水足够。最后的成品热气腾腾，清清白白，清就是小白菜，白就是豆腐。这道菜很爽口、下饭，配合着芋头烧肉，是一道解馋、解腻、增加营养的辅助菜。

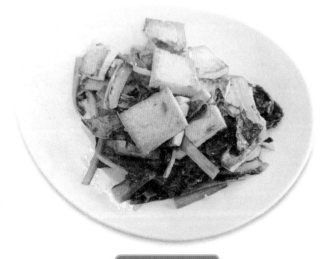

· 小白菜烧豆腐 ·

佐：醪糟蛋花汤

立冬南方膳的反佐，用甜味食品，给大家推荐南方人很爱吃的醪糟蛋花汤。我以前讲过醪糟，是用煮熟的大米加酒曲发酵而成，这是米酒的前身，也是黄酒的前身，还是清酒的前身。大米经过发酵以后性质变得温暖，所以醪糟汤既好喝，又有一种特殊的风味，还能暖和身子。所以我一直推荐黄酒，醪糟非常适合中国人的体质。但进入工业化社会以后，因为鲜醪糟不容易保存、运输，还容易继续发酵导致瓶子炸裂，难以推广。

北方人可以买到醪糟，也可以自己做，商店里都有酒酿或醪糟出售。将来我教大家一个方法自己做，也不是很烦琐。醪糟蛋花汤主要取一个甜口，准备点儿枸杞、冰糖、水淀粉、醪糟汁和鸡蛋就够了，没有其他花样。这是酸甜口，以甜为主。

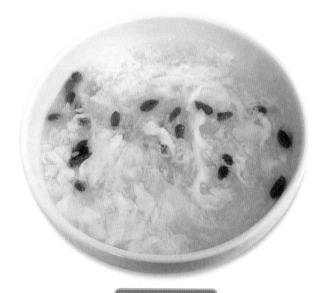

醪糟蛋花汤

锅里先煮开水，放入冰糖或白砂糖，把它化开。化开以后根据人的多少扔醪糟，把它煮开。煮开以后打去浮沫，转成小火微开的状态。这时打两个鸡蛋，人多打三四个鸡蛋，打成蛋液。趁水微开的时候加几勺水淀粉进去，增加黏稠度，如果没有加水淀粉进去也行，但鸡蛋不容易成型，捞不起来蛋花。

水淀粉分多次洒进去，搅和均匀，这时把火关了，不让它沸腾，把鸡蛋液均匀地沿着锅边一圈一圈洒进去。想吃大的蛋花就别搅和，想吃碎的蛋花就搅和几下。再撒二三十粒枸杞进去，这时把火调大一点，翻滚几下就可以出锅了。

出锅以后趁热喝一碗，暖胃出汗，还能养颜，很多地方给生完孩子的母亲喝。但也要看体质，舌质红、舌苔厚的人不适宜吃酒酿。

⑤ 使：虾仁炒冬瓜

立冬南方膳的最后一道菜是使菜，取一个咸口，选用虾米皮或干的虾仁加冬瓜调味。我跟大家讲过冬瓜，它是一个藤蔓类的植物结的果实，冬瓜有很好的利湿、利尿、清热的作用，冬瓜仁是我们治疗肺痈的常用药。虾仁冬瓜汤、虾仁炒冬瓜是一道常见的家常菜，大家把它掌握一下，方法也很简单。

先取一块冬瓜，量的多少根据人的多少来决定。去皮、去瓤，切成片或段，洗干净备用。另外把干的虾仁泡一下，泡20～30分钟，味道更好。泡完虾仁的水不要倒，留着。

这时锅里放菜籽油或猪油，菜籽油油温加热到七成，放点儿葱、姜丝，炝一下锅。先把虾仁或虾米皮放进去翻炒，和葱、姜丝一块翻炒出香

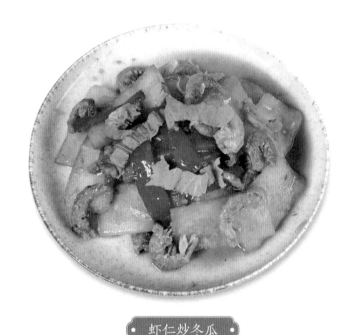

虾仁炒冬瓜

味，再放入冬瓜小火翻炒。慢慢地就能逼出冬瓜中的水分，如果量不够，可以多放点儿虾仁或虾米皮，根据自个儿的口味决定，先加、后加都行。最后虾米皮熟了，冬瓜也熟了。然后调一下味，如果觉得咸味不够，可以加点儿盐，就可以出锅了。这是一道很好的调味解腻的菜。

祝大家用膳"怡"！

第 13 章

小雪北方膳

———

黏豆包用的主要材料是主食加主食，我觉得中国人的智慧，就是变着花样让大家吃主食，补充我们的精气神。

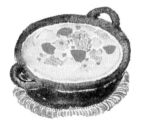

1 君: 黏豆包

小雪北方膳的主食，推荐一个东北著名食品，叫黏豆包。

黏豆包用的主要材料是主食加主食，我觉得中国人的智慧，就是变着花样让大家吃主食，补充我们的精气神。黏来自黏米，东北人用的是大黄米，也叫黍米，跟我们老家吃的糕一样。但跟我们家做的糕不一样的地方，就是蒸豆包的黄黏米里掺和了玉米面或白面，所以黏豆包不像大同蒸出来的糕那么黏、劲道，还有一种酥软、蓬松的感觉。

另外的原因就是它经过发酵，但没有兑碱。豆包里就是豆沙，是用红豆或芸豆熬成的豆沙馅，豆沙熬出来的多糖本身分解就甜，另有需要的话可以加点儿糖，三个主食变成了一个黏豆包。以前有句俗话叫"别拿豆包不当干粮"，其实豆包就是干粮，是干活人的粮食，简称干粮。大同人认为"三十里莜面四十里糕"，吃完黄黏米以后能走四十里路，不觉得饥饿，因为它的蛋白质含量很高。西方人说蛋白质，我们不说，我们说补益精气的成分很高，耐饥、抗饿，所以豆包作为一个传统的主食、干粮，深受人们喜爱。

东北的冬天比较冷，人们都猫冬，懒得做饭，但在刚入冬不是很冷的时候，人们一般都会蒸好多屉黏豆包，蒸完放在一个放饺子的托盘上再放在外面冻一宿，冻得硬邦邦，再码在外面的缸里。缸里没水，就是水缸、水瓮，一层一层码，吃饭时拿出几个上笼屉一蒸就行了。我小时候在大同，我们家也有这种经历，把主食放在缸里冻得硬邦邦的，我记得那会儿馒头中间还点个红点，挺有意思。

豆包是传统的主食，但进入现代社会，因为人们吃的肉、蛋、奶这些

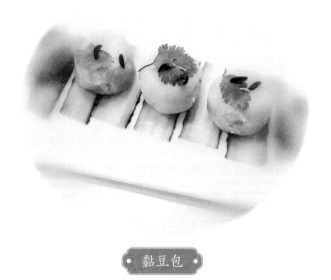

黏豆包

副食太多，喧宾夺主，导致黏豆包好像不那么常见了。另外现在人们增加了很多品种，有的人拿白的黏的糯米包豆包，做出来的有点儿像蒸熟的元宵。元宵就是这么做的，用糯米粉裹，有的人把馅里的红豆沙换成芸豆沙，再加点儿栗子、枣、枸杞等各种馅料，就为了让它好吃，但坚果不好消化，偶然吃几口解解馋，垫补两下得了，真拿那东西当干粮吃，我觉得可能会引发食积，脾胃功能也可能受到伤害。

说一下黏豆包的制作方法，我们是说最传统的方法，现在用酵母粉发酵的方法我们都不用，因为老人们不是那么做的。现吃现做的话，头天晚上泡好黄米，沥干水分挑出杂质，现碾现磨最好吃。磨好的黄米过一下筛子，把粗的东西过滤一下，不然有点儿拉嘴，有沙沙的感觉。准备点儿玉米面，愿意吃的放点儿白面也行，比例一定要掌握好，基本是黄米面要多一点，按 7：3 的比例。如果加白面，按 8：2 的比例，用温水把它们搅和在一起，别和得太稀，能捏成饼子状即可，手感是最好的，然后盖上浸湿的笼屉布保持湿润，放在温暖的地方，让它饧一会。这不叫发酵，其实就是让它饧一下，1小时左右。

这时就去熬豆沙馅，我们用红小豆，不是赤小豆。放入水里小火炖，直到把它炖烂，撒点儿白糖进去调一下口味，用勺子底把它杵到稀烂。馅的稀稠浓度要掌握，不能熬成稀汤，也不能熬得硬而不烂，就熬成能捏成圆球的状态是最好的。这时就可以做黏豆包了，把饧好的大黄米面加玉米面或白面放案板上揉一下，切成剂子，拿手一抟或用擀面杖擀一下，擀成一个小圆饼。把做好的红豆馅圆球裹进去，收口一捏，封口朝下，往那儿一放就是个圆乎乎的黏豆包，一个个放好。以前人们在笼屉铺玉米的叶子或紫苏、白苏的叶子蒸，用白苏的叶子蒸味道更好，现在没有这个条件了，笼屉上抹点儿油蒸，做个笼布放在上面蒸都行。因为里面的豆沙是熟的，只有外面的黄米糕和玉米面还没熟，一般蒸15分钟就行，如果纯粹是糕的话，我试过蒸8分钟就可以。出锅以后摆盘，别趁热吃，趁热吃容易糊心，这就是黏豆包的做法。

 臣1：酱棒骨

主菜给大家推荐酱棒骨。很多同学问，补肾的君菜不是要苦吗？怎么做得这么香、这么咸、这么辣，还说补肾？别抬杠，我们说五畜入五脏（臓），猪肉是入肾的，但我以前讲过，所有肉食品都入心，是在这个大前提下我说的这些话。所以，做的每道菜其实都有君臣佐使，但我们把四道菜配起来，勉强搭起君臣佐使，大家变通地理解它，在气、神的层面上理解它。

说一下棒骨，棒骨就是猪的四肢，蹄子不用说了。猪的腿骨跟身体挨着的地方就是肘子，棒骨就是四肢的这些骨头。为什么要吃棒骨？我说个故事，有位著名的演员有一个爱好，喜欢中医，喜欢养生。我经常跟她交流，但我也不想蹭人家流量，就是互相欣赏。大概两年前，她带着一儿一女到日本汤河源看我，我接待的他们。我发现她的儿子喜欢篮球。但他不长个儿，人也很瘦，经常闹小毛病。孩子跟我很有缘分，刚见面就叫我师父，其实我应该是他师爷，他问我怎么能长个儿。我说："很简单，你听我的话很快就能长个儿。第一，把可乐扔了，别看美国人平时喝可乐，但你是中国人，越喝可乐越不长个儿；第二，要啃骨头，吃骨头才能长骨头。"后来他妈跟我说："现在孩子咬破嘴唇也不喝可乐。"为什么让孩子啃骨头呢？现在的孩子吃的东西都是处理过的，只需拿筷子一夹，拿叉子一叉。这些去掉骨头的事都让厨师干了。外国人请我吃饭时，我发现他们吃的肉里基本没有骨头。这是为什么？我问我的一位德国学生，他说："我们觉

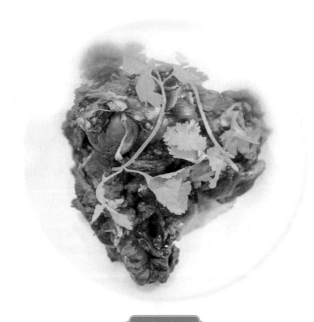

酱棒骨

得一边吃饭，一边从嘴里往外吐骨头，是一件不雅的事，所以提前处理好了。"我认为啃骨头是人或动物的一个本能。骨头既有骨髓又有筋，尤其是打断骨头连着筋，筋和肉不容易啃到。人有种奇怪的心理，白给的就不珍惜，好不容易才能吃到，能看见却够不着的就很想吃，这种状态激发人的进取心、攻击性、消化的欲望。

现在咱们也别大块吃肉了，一个牛排塞进去，没意思。我建议大家啃羊蝎子，啃牛膝盖骨，啃腔骨，排骨就算了，中间那块骨头一抽就没了，谈不上啃，要啃那些不好啃的地方。我们要啃硬骨头，记住，能啃硬骨头的人才能补肾气。以前人穷没办法，吃不起肉就买点儿骨头回来熬汤，把骨头上残留的那点儿肉渣、肉末啃下来吃，我认为这种饮食最健康。

说一下酱棒骨的做法，最好买新鲜的棒骨，回来以后先用冷水泡一下去血污。冷水下锅，放入料酒，煮开打去浮沫，把里面的血污都打干净，放在一边放凉。这时要准备卤料包，酱棒骨的做法说是用酱，其实里面有酱也有卤，之前讲过北京卤煮，强调卤没强调酱，我说过这是南方造肉的做法，先酱后卤。

大家记住，卤料是配角，不是老大。有人做饭非得放那么多料，十三香全放进去，最后煮出一锅肉跟喝中药似的，没人想吃。这是做饭，不是喝药，喝药单独找中医开药。有一天厨房的师傅给我炖了一只鸡，把灵芝放进去了，煮出来一锅全是苦的，给我气坏了，我说："你以后别给我放东西。"放一小块桂皮，几粒八角、花椒和香叶，再放点儿肉豆蔻、白豆蔻就行了，把这些东西放在锅里，干锅不放油煸一下，煸出香味，然后包到纱布里或装到卤料包里。

接下来就准备做酱了，记住一定要先炒一下，如果不炒，酱的味道出不来，酱棒骨的香气也出不来。用点儿菜籽油，菜籽油比较香，而且质地也比较黏稠，菜籽油油温上来以后，把准备的黄豆酱放进去不停翻炒，让它起泡、出水汽、出沫，炒得水汽差不多没有时，把切好的葱、姜、蒜的末放进去。我以前做炸酱面的时候跟大家说过，这叫倒炝锅。如果家里炒酱之前有准备好的熟的料油，也就是葱油，效果更好。把葱、姜、蒜翻炒出水汽，这时就可以倒入开水，再放入料酒，调一下它的颜色和味。

另外做酱棒骨有一个特别重要的工序，就是炒糖色，单起一个锅，放点儿油，然后把冰糖或白砂糖放进去，小火不停地翻炒，炒成冒小泡的枣红色，这时不要将它炒焦，在它变成枣红色、深红色的时候，浇入一点开水，这样就得到了一碗炒糖色的水。炒糖色就是把甜的东西变苦了，平衡一下里面的味道。有人说是为了上色，上色其实有酱油，所以糖色是一个关键的工序，后来他们研究发现有美拉德反应，由他们说吧，反正老祖宗就是这么做的。

黄酱放水煮好以后，倒入锅里，把棒骨放进去，淹没骨棒，把做好的炒糖色的水也放进去，然后把卤料包放进去，这时就可以开火了。大火烧开保持中火，就这么炖着，炖到最后水分差不多收到三分之一的时候，留点儿酱棒汤，就可以考虑出锅装盘，上面撒点儿香菜，用酱棒骨汁浇一下，这道菜就算做好了。记住我的话，别戴塑料手套，拿手抱着啃。

③ 臣 2：麻婆豆腐

第二道菜推荐一道著名的川菜，麻婆豆腐。

麻婆豆腐突出了四川菜的一个特点，就是麻。我跟大家说过豆腐阴寒，营养价值高但不好化，所以麻婆豆腐的做法是最理想的，使寒热阴阳平衡。为什么一道菜可以流传几百年或上千年，就是因为吃时很香，吃完以后很舒服。

麻婆豆腐可以用南豆腐，也可以用北豆腐，关系不大。但我作为一个北方人，还是喜欢用卤水硬豆腐。麻婆豆腐有两种，有宽汁的和窄汁的，宽汁就是上来以后有丰富的汤汁，用点儿像南豆腐，得拿勺扛着吃，很下饭；窄汁就是汁收得比较干，有点儿汁还挂在豆腐上，但可以拿筷子夹着吃。这些都是细节、小事，应该把握大的原则。

首先是豆腐不用说了，无论是嫩豆腐还是硬豆腐，买回来以后切成小方块，锅里放水，加点儿盐，把豆腐块放进去煮5分钟，让它还原成刚出锅的热豆腐状态。有的人说是为了去豆腥气，有点儿扯。豆浆熟了以后基本就没什么豆腥气，其实就是想跟待会儿咱们做好的汁同步，别"热脸贴冷屁股"，汁是热的，吃的豆腐表面是热的，一嚼到里面心是凉的，所以先煮一下豆腐。很多厨师知道这么操作，但不知道为什么，我知道为什么。

另外来做麻婆豆腐的配料，麻婆豆腐的灵魂是牛肉，去超市买半斤牛肉，回来剁几下，这是第一个要准备的。要突出它的灵魂，事先得现干煸二三十粒花椒，干煸至微微冒烟，不能变得焦黑、焦黄。这时放到案板上，用擀面杖碾碎，不用过筛子，碾碎就行，放着备用。花椒面是麻婆豆腐的灵魂，可能要分三次放进去，底味要有花椒味，中间要有花椒味，最后出锅还得有花椒味，这也是它的一个要点。另外要准备点儿青蒜，没有青蒜就用小葱或香菜，那就是凑合了，所以最好找点儿青蒜叶，这时就开始操作了。

锅里先放点儿菜籽油，干煸牛肉馅，小火干煸到什么程度？让它变酥烂，我们知道猪肉越煸越老，牛肉因为是馅，最后就有一种油酥的感觉。煸到这时就要放第一遍花椒面，然后放葱、姜、蒜末进去跟它一起翻炒，翻炒出香味以后，这时要加入川菜的灵魂——郫县豆瓣酱。我们最好把郫县豆瓣酱放在案板上剁一下，因为郫县豆瓣里有一些片状的泡椒，吃到嘴里会影响口感。与此同时，放点儿咸的干豆豉在郫县豆瓣酱里一起剁，如果单把干豆豉放在案板上剁，它圆滚滚的还偏硬，容易跑，被豆瓣酱裹住以后，剁它就容易了。这时把郫县豆瓣酱跟豆豉放进去，跟牛肉馅、葱末、姜末、蒜末一起煸炒，炒出红油，炒出香味，这时就得烹点儿料酒，加入开水。把煮过的豆腐放进去一起翻炒，这时放第二遍花椒末。开始用的是底味，这次是中味，一起翻炒，翻炒以后改成小火，让它们一起炖。还有人会在这时放点儿红辣椒面，可以根据自己对辣的适应能力来放，红辣椒面也一起翻炒。有人说要加盐，我觉得有那么多咸的东西，真的没必要再加盐了。但是根据口味的不同，有的人还喜欢调色，用点儿生抽、盐，稍微放点儿糖（缓解一下辛辣对胃肠道的刺激）。熬 10～15 分钟以后要勾芡了，准备一小碗水淀粉，可以是玉米淀粉、红薯淀粉、土豆淀粉，都可以。记住水淀粉化开以后，要分三次放进去勾芡，不然没有任何层次，就是一锅糊糊包在豆腐上。转成小火不要让它翻滚，不要让它沸腾，先勾芡一次。搅匀了以后再勾芡一次，最后出锅前再勾芡一次，勾芡完以后先

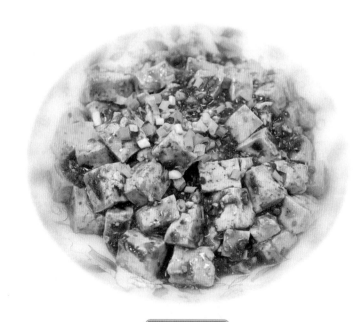

麻婆豆腐

装盘，把花椒面撒上去，把青蒜的末撒上去，这就是一盘新鲜出锅的麻婆豆腐，干吃它都行，下饭更好。

佐：栗子烧白菜

第三道菜做一个反佐，因为补肾的猪肉、豆类偏苦，得用甜味反佐一下，避免补肾补得大发，小便都尿不出来，这是我们的基本理论。甜味菜首选大白菜，也是应季的。别说小时候，我年轻时包括在东直门医院工作的时候，每到冬天就发一车大白菜过冬，大家都拿报纸卷一卷放楼道。大白菜聊胜于无，比啥都没有强，比吃咸菜疙瘩、酸菜强。白菜既能化痰湿，又能利尿、消肿，尤其在冬天进补油腻过头的状态下，大白菜真是不可或缺。

我给大家讲一个简单的例子，用煮大白菜的水洗任何油腻的东西，都洗得干干净净，因为它自带一种类似胰腺有去污、去垢、去油腻的功效。鲁迅当年写道，在日本，白菜是用红头绳系起来吊在商店卖。在日本买大白菜挺贵的。别小看大白菜，别把豆包不当干粮，别把大白菜不当菜。白菜烧栗子是一道河南名菜，有历史渊源，这是典型的奢侈菜，就是把便宜的食材做成了贵的。

再说一下栗子，栗子口味偏甜，它不属于坚果，属于干果。从古到今人们都说栗子补肾，这是一个误传，栗子并不补肾，栗子味甜是补脾胃的，但我跟你讲过，树上结的种子不太好消化，所以吃完栗子以后噎住的、哽住的、食积的人很多。不妨把糖炒栗子作为平时的一个小吃，也可以用来做菜。

先把白菜选好，白菜帮子太厚的话片一下，然后切成块。把栗子煮

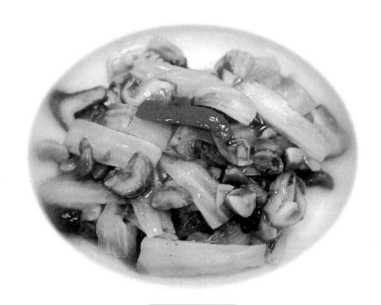

栗子烧白菜

熟，剥了壳和皮，也切成片，准备好以后将炒锅放在旺火上，加入花生油。油要宽一些，油温烧到快冒烟，七八成热时把切好的白菜放进去炸一下，我说它奢侈就奢侈在这里。把栗子片放入一个大笊篱在油锅里过一下油，也让它翻滚炸一下，捞出来沥干油。这时将锅里的油倒出去，留点儿残油，还是旺火烧热以后放入姜丝，出点儿香味以后，就把刚才的白菜、栗子，还有泡发的一些香菇片、竹笋片放进去翻炒，炒出锅汽以后烹入料酒，再用酱油调一下色，白糖调一下味，然后锅里加入点儿开水。如果家里有高汤，加入点儿高汤，没有就算了，加点儿清水烧。最后烧到什么程度呢？白菜软烂入味，栗子酥软，一杵就碎，出锅前浇点儿湿淀粉，浇一遍就行了，勾芡装盘。这其实是道孝敬老人的菜，少油腻，好吃，老人都没牙了，这个做法比较合适。

5 使：海带萝卜汤

最后一道菜突出一个咸味。大家记住君臣左使，君如果是苦，第一个要小心别补肾补太过了，所以要用甜的反佐一下。另外补肾补太过容易灭心火，所以我们要用点儿咸味照顾一下心脏（臟），这就是君臣佐使最古朴的含义，是照顾大多数。其实我们做酱棒骨时，放的酱就是咸的，麻婆豆腐里放的豆豉也是咸的，都是照顾一下心脏（臟）的需求。

最后一道菜，选了海带萝卜汤。说实话这是粤菜，但我们前面吃了大棒骨，吃了豆腐，吃了栗子，需要消食化积，所以这道菜还是应景的，尤其白萝卜也是一种应季的食材。操作起来不麻烦，新鲜的海带或海带结都行，如果是干的、野生的海带更好，先放笼屉蒸 3 分钟，蒸完了以后拿水

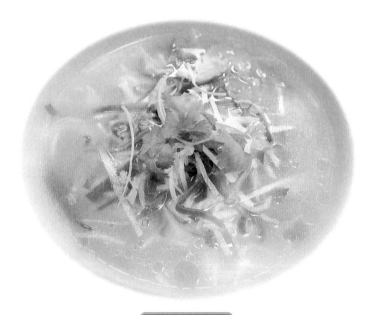

· 海带萝卜汤 ·

洗干净，切成段或丝、片。白萝卜我建议不去皮，白萝卜皮最辣，而且消食化积的能力是最强的。然后准备点儿葱、姜丝，这时可以操作了。先爆香葱、姜丝，爆香以后放入海带和白萝卜煸炒，煸炒以后加入开水淹没，大火煮开保持小火沸腾，然后调一下味，加点儿胡椒粉。出锅的时候，稍微加点儿盐，因为海带本身就有咸鲜的味道。前面吃了那么多高级、有营养的食物，吃这个消食化积，温中发汗。

祝大家用"膳"怡！

第 ⑭ 章

小雪南方膳

———

　　为什么卤肉饭给我留下的印象特别深？吃一碗入口即化、满嘴余香，就是那种过瘾、销魂的感觉。我说过吃饭有四个层次，最初级叫充饥，胡吃海塞；第二个叫除饿，吃到了自己需要的东西就不那么饿；第三个叫解馋；第四个叫过瘾。我觉得卤肉饭一到四全有了，而且完全符合中医养生"五谷为养""五畜为益"的理论。

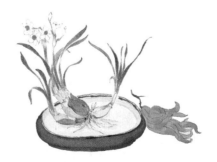

1 君：卤肉饭

小雪南方膳的主食推荐主食加肉，就是著名的卤肉饭。其实中国南方，比如江苏、浙江、福建都有卤肉饭，我推荐的是中国台湾的做法。我最早吃卤肉饭是十年前在上海，一位台湾的朋友请我吃的。当然也点了很多其他菜，但我对卤肉饭的印象很深。

它跟北方的红烧肉有什么区别？后来详细了解了它的做法，感觉有这么几点：第一，里面用了洋葱，新疆人把洋葱叫皮牙子。洋葱挺有意思，在北方或大陆用洋葱烧肉的菜品不是很多。第二，它不是炒糖色，而是直接把冰糖放在里面。炒糖色的目的是增加一道苦味，而南方人爱吃甜，什么东西都放把糖，所以区别就在这儿。

为什么卤肉饭给我留下的印象特别深？因为它入口即化、满嘴余香，就是那种过瘾、销魂的感觉。我说过吃饭有四个层次，最初级叫充饥，胡吃海塞；第二个叫除饿，吃到了自己需要的东西就不那么饿；第三个叫解馋；第四个叫过瘾。我觉得卤肉饭一到四全有了，而且完全符合中医养生"五谷为养""五畜为益"的理论。说一下详细的制作方法。

卤肉饭的肉选的是三层五花肉，连皮带肥肉、瘦肉。有的地方为了增加卤肉的黏性，还会专门切几块猪皮进去，其实就是增加了它的黏性和胶的口感。放猪皮进去肯定需要卤的时间长一点，这是它的一个特点。

五花肉先冷水下锅，加入葱、姜、料酒，开始白煮 30 分钟。以后会介绍蒜泥白肉，这就是一个基本过程。煮好以后过凉水，因为带皮，如果皮上还有点儿毛没处理干净，就用镊子把毛夹干净。然后把五花肉切成手指粗细，一寸大小的小长段，这也是它的一个特点。我们吃北方的红烧肉

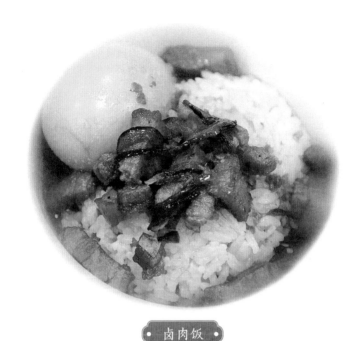

卤肉饭

要么一大片，要么一大块，体积比较大。

这时要准备其他东西，一个是炸红葱头，要炸酥，这其实跟做葱油有点儿像，把葱头切丝或切段以后放到菜籽油里，三成油温，油不是很热的时候就放进去，会冒水汽，直到红葱头炸成焦黄，变酥为止，这时把红葱酥捞出来，最后下锅放。

剩下的油就变成了葱油，把切好的五花肉的肉段放进去煸炒。还是小火煸炒，直到冒水汤变成黄褐色，有点儿焦黄。这时油温也高了，放入切好的姜末和蒜末，加点儿八角和桂皮，继续煸炒。

强调一个细节，别拍蒜，也别捣蒜，直接切。如果吃拌凉菜的蒜，可以把它拍了，蒜汁能出来，吃的是这个味。而炒蒜的时候蒜汁容易发黏，出来以后容易发苦，所以不能拍，直接切成蒜末，这是烹调做饭的一个要点。

据科学研究，蒜汁拍出来以后过油会发苦。我们实践后发现了这个问题。蒜末、姜末一起翻炒，等水汽都干了，香味出来的时候加入冰糖，半勺、一勺都可以。然后就开始炒，这时可以加入料酒或米酒，加入生抽、老抽调一下颜色。准备好了，然后加入开水用小火慢慢煮。

快出锅前有人喜欢放几个鹌鹑蛋，鹌鹑蛋上划几刀露出蛋黄或者直接放入，如法炮制。快出锅前1分钟，可以把炒的葱头油酥放进去，最后翻炒出锅。这时盛一碗热气腾腾的米饭，扣一勺做好的卤肉，就是一道很好吃的卤肉饭。

卤1～2小时都可以，根据食材的多少，外面的气温自行调整时间。

② 臣1：葱油焖腐竹

因为前面做的卤肉就是一道主菜，我们配两道菜，也是补肾的，味道偏苦。第一道菜偏素一点，但是素中带荤，素中有荤。推荐葱油焖腐竹，客家菜、潮汕菜、粤菜里都有这道菜。我把它结合了一下北方的口味，提一下香。

葱油焖腐竹是一道素菜，但吃起来的感觉不比肉差。所以我经常说素菜做好了，比荤菜好吃。大家可以试一下。

准备好腐竹，用冷水泡发，泡到什么程度呢？泡到里面没有硬芯，切成段，控干水分备用。准备好菜籽油，油温五成的时候把腐竹下锅炸一下。炸到黄色腐竹上面出现焦黄褐色，不再冒水汽的时候捞出控油，这是第一道手续。

第二道手续，刚才炸腐竹剩下的油仍可以用，也可以另起锅，放点儿

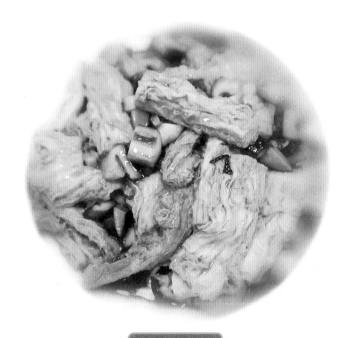

葱油焖腐竹

猪油，把大葱切段对半剖开，放进去煎炒，直到大葱煎得焦黄，捞出来剩下的就是葱油。

　　煎葱油的时候，把鲜香菇切成丁或块，放进去翻炒出水汽，就把炸好的腐竹段放进去一起翻炒。这时可以调一下口味，加点儿盐，加生抽、老抽上点儿颜色，再加点儿料酒不停地翻炒。快出锅的时候淋一遍淀粉，勾芡一下，把香气锁一下，也让香菇和腐竹的口感更加滑嫩，炒熟就可以出锅装盘了。配上卤肉饭，增加植物蛋白和动物蛋白，植物油脂和动物油脂。

③ 臣2：清炒盖菜

第二道菜品推荐清炒盖菜。盖菜是南方人的叫法，其实就是芥菜。之前介绍了芥菜、芥菜疙瘩。南方人做霉干菜很多也用的是芥菜，芥菜被广泛食用。小雪南方膳的主食用了卤肉饭，第二道菜用的是腐竹，是豆腐里最精华的东西，为了解腻需要吃点儿清爽的。

南方人不爱吃太辣的东西，我们就很简单地用姜丝炒一下，有的人喜欢加蒜蓉，其实姜丝就够了。盖菜洗净切好，菜籽油下锅，先烹入姜丝，翻炒几下，再把盖菜放进去翻炒，中火偏大翻炒，等它出了汁水以后撒点儿盐。这道菜清清爽爽，口感微苦，非常解腻，能缓解肉、豆腐吃多了以后胃肠道的阻滞感，也是一道很好的疏通、下饭的菜。

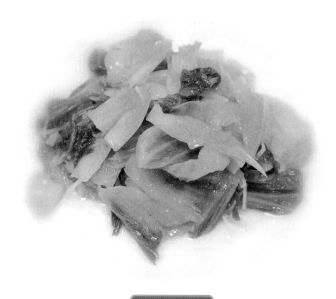

清炒盖菜

4 佐：芡实龙眼汤

第三道菜选甜味，反佐一下补肾对身体的阻滞。我说过补肾补得太厉害，就容易尿不出来了。如果病人尿频，给他补肾，他不尿频了，这时就要取中。如果一个正常人总吃补肾药，最后就尿不出来，也会出现前列腺增生，出现障碍。所以，中医的观点就是不能走极端，要取中。

甜品选了芡实龙眼汤。南方人爱煲甜水，用芡实也行，桂圆、无花果、莲子都行，就是给大家举个例子。

芡实不用多说，以前我给大家讲过，它其实跟莲子一样是水生植物的种子，主要作用偏于补肺和肾，有的地方叫它鸡头米。要用新鲜的桂圆，若是不当季，可改用龙眼肉，也就是桂圆干。中医在补益心脾、收摄魂魄的时候会用桂圆干。

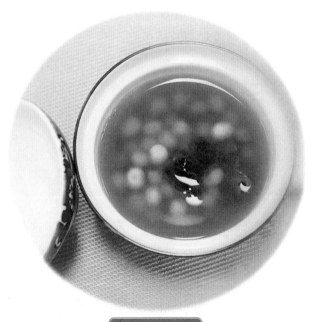

· 芡实龙眼汤 ·

先把干桂圆剥壳，然后把褐黄色、深色的果肉剥下来，不能把桂圆核也留在里面煮。荔枝核和荔枝肉是两个作用。我看甘肃那边喝三炮台，就把整颗桂圆泡进去，不太讲究。这时候应把桂圆肉剥下来。剥多少取决于熬的芡实的量和食用人数，自个儿估摸。

先用锅煮芡实。水开了以后芡实下锅，再次煮开以后改成中小火，保持一种微微沸腾的状态，让它去炖、去熬。保持沸腾冒泡的状态和保持不沸腾的状态，效果完全不一样，大家记住。以前为了偷懒，有的人没时间熬小米粥，头天晚上准备大半暖壶开水，把小米倒进去，盖上瓶塞，第二天倒出来就是小米粥。贼难喝，那是泡熟的，就跟你们吃泡方便面和煮方便面，完全不一样。为什么不一样？大家记住，水变成水蒸气，要吸收大量的热量；而水蒸气变成水，要释放大量的热量，所以有沸腾，出水气，最后释放热量，让食物变熟，和没有水蒸气，热量完全不一样。这是实践出来的，只不过我把它总结了一下。

慢火炖30分钟以上，快出锅前5分钟把剥好的桂圆干放进去。有的人还会加点儿冰糖，特别爱吃甜的话可以，不太爱吃甜的就别加了。出锅盛上一碗，喝汤、吃桂圆肉、吃芡实，既补肾，又补心，挺好。

⑤ 使：椒盐薯条

最后一道菜我们选咸口的，符合苦、苦、甘、咸，这是补肾的君臣佐使。咸口我们想了半天，因为做的菜都是咸的，想了半天最后想出个主意，来份炸薯条吧，虽说是垃圾食品，但它是个点缀。

我们可以从超市买冷冻的包装好的薯条，毕竟自个儿在家炸薯条确实很费劲，我们吃的土豆基本都是以脆口为主的，而麦当劳、肯德基用的土

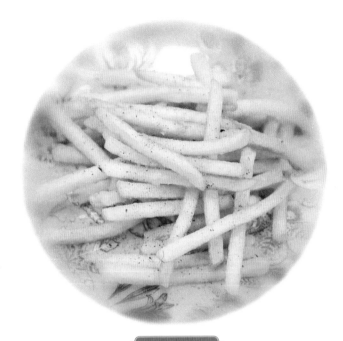

椒盐薯条

豆是软糯的，因为他们在内蒙古有专门的基地种这种品种的土豆。

炸薯条不用解冻，用花生油或菜籽油，油温六七成以上就把薯条放进去，一炸就行了。炸出来以后，它最好的伙伴不是蘸番茄酱。可以自己炒点儿花椒，炒香了，用擀面杖在案板上碾碎，然后同盐放进锅炒一下，最后把椒盐均匀地撒在刚炸出锅的薯条上。一道可口的小吃就做好了，配着前面的卤肉饭、葱油焖腐竹、清炒盖菜，还有芡实龙眼汤，连汤带水一起吃。

祝大家用膳"怡"！

第15章

大雪北方膳

————

　　到了冬天滋补的时候，一些比较消瘦的人，肾精匮乏的人，有干眼症，看电脑、手机过多的人，还有一些更年期烘热、盗汗、阴道干涩、口腔没有唾液、皮肤不滋润的女性，都可以尝试吃点儿腔骨。

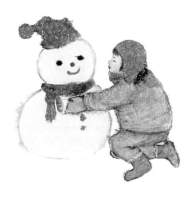

君：豆面剔尖

大雪北方膳的主食推荐豆面剔尖。山西是面食大省，陕西也是，有各种各样制作面食的方法，各种方法对应的是不同人的口味，不同人的消化能力和不同人的体质。我研究了一下为什么有这么多花样，比如身体棒的人、肌肉发达的人，喜欢吃硬的、筋道的、有嚼头的面。

我从小学擀面，觉得擀面真费劲，大粗擀面杖一遍一遍反复碾轧，而且和的面都偏硬，吃起来特别筋道。山西著名的刀削面，面就和得比较硬，而且削出来的面不是条也不是片，其实是棱子，一削"活蹦乱跳"的一条棱子就进去了，煮熟了舀一碗浇点儿卤吃，真是有嚼头。

我记得刚回国的时候，在甜水园租房，下楼路过一个小巷口看到有卖刀削面，我清楚记得那会儿是 1998 年，刀削面两块钱一碗。我吃了一碗觉得嚼不动，吃到肚子里一下午都难受。陕西有"裤带面"，都是粗、硬、宽、长，这个面如果给老年人或消化不好的人吃，嚼都嚼不动。

胃病患者有个特点，胃部平滑肌蠕动起来没力量，另外你嚼的时候，咬肌都发酸，所以根本不愿意吃硬面。这时应运而生一种软面，不那么硬，但也是面条，好消化，这就是接下来要介绍的剔尖，有的地方叫拨鱼儿，有的地方叫拨股。

大同话叫拨股，就是把一团面拨成一股一股的。剔尖跟拨鱼儿有什么区别？拨鱼儿就是拨出来的，比较短，两头尖尖的，中间鼓鼓的像鱼；剔尖可以拨出一个小长条，这就看你的技术了，但道理是一样的。为什么说剔尖好消化呢？因为用的不全是小麦粉，以前分高筋粉、中筋粉。和面喜欢筋道的，就用高筋粉和面再擀面，我估计擀都擀不动，因为弹性、韧性

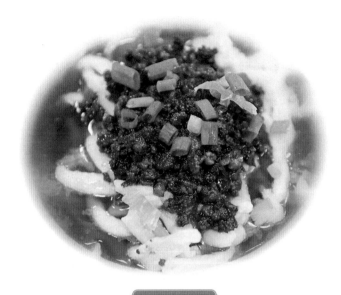

豆面剔尖

太强了。

有的地方就是用三分高筋粉、七分中筋粉做剔尖面。但老百姓家里做剔尖面，基本就是加点儿黏性不是很大的面，有的地方会加点儿红的高粱面，红面剔尖，有的地方就加点儿豆面，因为豆子黏性不强，比较酥，颗粒也大，能把面活得松软、稀烂。

用中筋粉一斤，加二两豆面，豆面可以用绿豆面，也可以用黄豆面、豌豆面，家里有什么用什么。和面的水也有讲究，要看季节，夏天用凉水，冬天用温热的水，春秋用温水。面不需要和成面团，和成一个比面团还松软的拿糕的状态，水比较多，一般一斤面要放六七两水，分次加入，然后把它搅成稀团，放在那儿饧一饧。饧完以后再和两下，盖上盖子或保鲜膜让它饧着，保持瘫软的状态。

这时准备一个锅放宽水，大家记住煮面条，水越多越好，水少了以后面条放进去，水温降下来面就容易坨。锅要大，面条放进去煮熟，熟了捞出来就可以吃，煮一碗吃一碗的效果是最好的。剔尖用筷子，也有专门剔尖用的铁板，就是马口铁板，还有铁筷子，没必要，咱们就用普通的筷子蘸点儿水就行。

这时把饧好的面放在一个盘子里，稍微四十五度倾斜盘子，沿着下沿就会流出一股面，用筷子跟盘子的沿一对，相当于剪子这么一夹，这时一条剔尖面就出来了，顺势一拨，等于是用筷子在面上沿盘沿一切割，这一条就下来了，然后拨到锅里。这条拨完了，下一条又跟着补充过来了，再拨。这是个技术活，我建议大家学一下，毕竟技多不压身。

我在美国的时候，跟一个在那儿生活了很多年的中国人聊天。他说刚来的时候啥也不会，哪儿也找不着工作，就到一家饭馆应聘，说自己会做中餐，但他以前只在家做过炒鸡蛋。煎完一面以后他很自然地颠了一下锅，把鸡蛋另一面颠过来了，就这么一下就把老板征服了，老板觉得他是大厨，其实他啥也不会，只知道菜里加点酱油再弄熟。所以你要是学会拨鱼儿，随时随地能做出一碗香喷喷的豆面面条，女朋友都好找。

卤我就不细说了。素卤、肉卤以前都讲过，大家自个儿去调。因为配的主菜叫红焖腔骨，用红焖腔骨的肉汤做卤，再加点儿其他菜码也行。

② 臣1：红焖腔骨

主菜做红焖腔骨。先说一下红焖跟红烧的区别，在春天讲理论课时其实就说过，烹饪里有很多字，含义是很有渊源、很有历史的，但在师徒授受传承过程中，就逐渐产生了歧义，很多人用的是同一个字，但表达的意思已经变了。还有人也没有什么理论知识，师傅这么说，他就这么做。但这个东西适合小范围传承，大规模传承就要正本清源，搞清楚它到底是什么，就跟我写《字里藏医》一样。

有时我们对中医基本的字和词的概念都模糊不清，大家一起讨论问题，讨论啥啊，都是中国人，说的都是汉语，最后却是鸡同鸭讲。焖和烧主要区别在于，烧的东西要过油或炸，还有一道叫过火。比如烧的时候要用喷枪燎一下猪皮。还有就是拿猪皮在干锅上擦，用锅的热量把猪皮上面燎糊、燎焦，这是一个烧。

第二个，烧要过油。通过油炸把食材里的香气或油脂给它逼出来，这是烧的过程，让内在的东西出来。焖不一样，没有过火的过程，也没有过油的过程。即便炒糖色也是一个着色的过程，不是用油。它是把汤液里的卤料，还有酱的香气渗到肉里，有的叫红焖，有的叫黄焖。所以，一个是逼着它往出透，一个是让东西往里进，这就是红焖和红烧的区别。

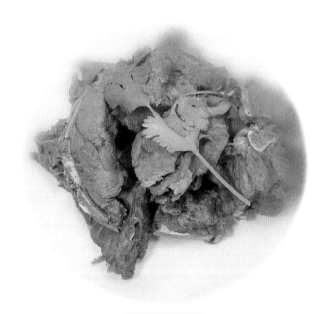

红焖腔骨

我将来要写一本《字里藏厨》，把各家各派用的这些字厘清一遍，而且讲清楚它的原理是什么。比如手抓羊肉就不是红烧，没有烧，也没有焖，因为是用水，只能叫清炖。

另外说一下腔骨，之前推荐了酱棒骨，我说了一定要吃骨头上的肉，一定要拿手捧着骨头啃，最香，还要敲骨吸髓，吃棒骨的时候把腿骨打碎，嘬里面的骨髓吃。补人的精髓最好的食品就是动物的骨髓、脊髓和脑髓，但前提是你能消化得了。

腔骨里不是骨髓，是脊髓。脊髓在中医食疗方里是一种非常重要的食材和药材，中医有个方子叫"大补阴煎"，当一个人精髓消耗到快透支空了以后，出现低烧、干渴（喝水也不解渴），消瘦、精神萎靡或虚性亢奋的症状，在这种极端状况下，我们判定是虚劳症，也就是肾精流失太多了。食疗的方法就是吃猪脊髓。处方就是猪脊髓一条，加上知母、黄柏一起给他吃。

到了冬天滋补的时候，一些比较消瘦的人，肾精匮乏的人，有干眼症，看电脑、手机过多的人，还有一些更年期烘热、盗汗、阴道干涩、口腔没有唾液、皮肤不滋润的女性，都可以尝试吃点儿腔骨。

做红焖腔骨可以炒个糖色，也可以不炒。我们先把腔骨洗干净，冷水下锅，放料酒、葱姜段焯一下水。打去浮沫，把腔骨捞出来，用温水冲洗干净，放在一边备用。锅里可以炒个糖色，增加点儿苦味，也可以不炒糖色，直接加葱、姜、花椒、八角炝锅，把腔骨放进去，用料酒烹一下，烹完以后加入开水没过腔骨，在里面加个卤料包。不炒糖色那红色从哪里来呢？小火慢炖30分钟以后，调点儿干黄酱或调点儿生抽、老抽进去，给它加点儿颜色就可以了。最后加点儿盐调味，收汁，就可以出锅了。这时佐料的香味，加上汤汁的浸透，整个腔骨非常滋润饱满，拿手抱着啃，把里面的骨髓嘬到嘴里，真是人间美味。

3 臣2：素烧二冬

第二道菜给大家推荐素烧二冬，这也是我比较喜欢做的一道菜。二冬就是冬天的应季食材，一个叫冬笋，一个叫冬菇，冬菇其实就是香菇干。前面我已经跟大家说过什么叫烧，肯定要过一道火或过一道油，这里面过火的就是冬笋。冬笋是冬天埋在土里还没破土而出的笋尖，到春天破土而出的，就叫春笋。

冬笋的特点是比春笋肥厚，而且滋阴补肾的效果比较好，味道有点儿偏苦，还有点儿涩，但经过加工收拾后问题不大。备好料，冬笋切滚刀块，切好滚刀块以后有的人是要拿开水加点儿盐，然后焯一下冬笋，我觉得没必要，因为春天这么做笋还行，冬天的笋没那么苦涩，这道手续可以去掉。这时锅里放菜籽油，油温偏高一点，六七成热有点儿冒烟的时候，

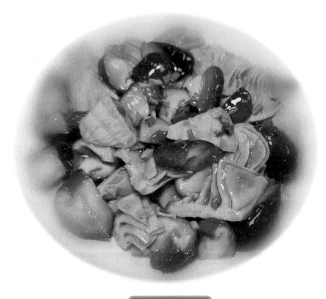

素烧二冬

把切好的冬笋放进去炸一遍。

炸得表皮有点儿微黄，捞出来控油备用。先清洗一遍冬菇，最好是拿淀粉水清洗一遍，把里面的灰尘洗掉。洗好的冬菇泡在一个碗里，倒入温水，里面放点儿黄酒和姜，然后上锅蒸。蒸10分钟以后把冬菇捞出来再收拾一下，剪去根蒂或切成两瓣、四瓣，这时的冬菇已经变得松软了。

泡香菇的水千万不要倒掉，澄清一下，把上面清澈的留着，待会儿要用。这时另起锅，放入花生油或菜籽油，把葱、姜末爆香了以后，把过了油的冬笋和香菇一起放进去翻炒，1分钟以后烹入料酒，然后把刚才那碗泡香菇的水倒进去，再加点儿生抽、老抽、胡椒粉、盐调味。调完味以后，大火煎煮二冬，快出锅的时候用薄的芡粉勾一下芡，让它变得浓稠一点，就可以出锅了。

在冬季，这是一道非常好的素菜，前面吃了红焖腔骨，拿这个解一下腻。

④ 佐：白菜粉丝汤

第三道菜做一个反佐，前面都是补肾、补骨髓的，用一道甜味菜反佐一下。冬天的大白菜很甜，古人把大白菜称为菘，在霜降以后开始采摘，然后储存，储存得当的话，能保证一冬天都有新鲜的菜吃。

很多人说："老师，你不是不让吃绿叶菜吗？"这个绿叶菜不是那个绿叶菜，有点儿像根茎类，大菜帮子那么厚。我们对大白菜很有感情，古人说嚼得菜根才能悟道，说的就是白菜。白菜既能解油腻，又能利水，还能滋阴润燥，是一种非常好的食材，我吃过最好的白菜就是山东胶东的白菜。

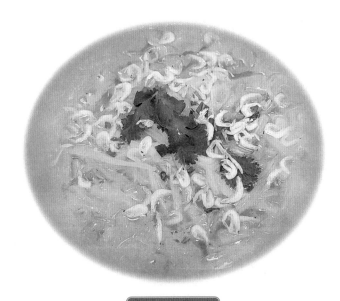

白菜粉丝汤

以前的人说："吃菜要吃白菜心，打仗要打新六军。"据说年羹尧吃白菜是把一棵白菜砍得只留里面一个白菜心，这有点儿不合理，食不厌精，脍不厌细，不是这么个道理。我还是建议大家白菜帮子、白菜叶子都要一起吃，最好是一个白菜一切为二，不管嫩的还是老的，薄的还是厚的，一起用，别总吃其中一个。既然厚薄老嫩都用，下锅的时候就得有个先后顺序。做白菜粉丝汤，先把白菜帮子切丝，然后把白菜里面薄的叶子切成片，大小不一定一致。用葱、姜炝一下锅，先把白菜帮子切的丝放进去翻炒，火不要太大，否则就焦了。

炒至微微见水以后，再把白菜叶子也放进去，一定要翻炒一下。炒完以后再倒入开水，能吐故纳新，把自己的水吐出来，把外面的水吸进去，这样才能很好地融合，不信你就试试。炒到见水以后，再加入开水，没过白菜，大火烧开以后，就把绿豆粉做的细粉条放进去，转成中火咕嘟10

分钟。快出锅的时候加点儿盐，这道菜的口味要吃甘淡，所以盐不用太重，有点儿就行了，也可以稍微放点儿虾米皮进去，但绝对不要喧宾夺主，变成虾米味的汤，咸、鲜就错了，这就是白菜粉丝汤。

⑤ 使：雪里蕻豆腐

　　最后一道菜是咸口的，其实前面红焖腔骨就是咸口，但我们取它补肾，按君臣佐使还是这么搭配一下，大家要理解其中的意思。

　　我记得小时候家里要腌三大缸咸菜，但我一直没搞清楚，都是放盐腌的，为什么有的腌出来是咸菜疙瘩，而有的腌出来的是酸菜，百思不得其

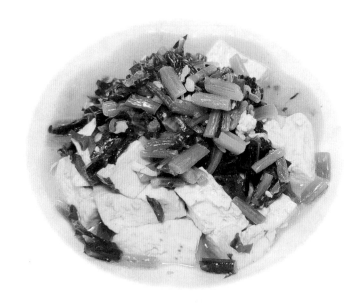

雪里蕻豆腐

解。后来我就慢慢琢磨，也请教其他人，最后搞清楚了，这跟盐的浓度有关，如果盐的浓度特别高，腌出来的就是咸菜；如果盐的浓度一般，腌出来的就可能是酸菜。

雪里蕻就是典型的咸菜，味道鲜美。雪里蕻豆腐，有的人做菜，有的人炖汤，是一道非常应景、好吃的菜，也非常下饭。我们用老豆腐，可以切成四方块，也可以拿手掰一下。掰过的豆腐和其他食材的接触面更大，掰碎了看着更像饭。豆腐拿回来加水煮开加点儿盐，煮3分钟，去一下豆腥味，恢复一下豆腐的活力。

这时锅里放点儿猪油炝锅，猪油化开了，放入葱末、姜末、蒜末，有人愿意放点儿辣椒，不愿意放辣椒也行，然后放点儿花椒、八角炝一下锅，炝出香味以后先炒雪里蕻。雪里蕻事先拿水洗一遍，切成段或切成末，翻炒几下，再把刚才的豆腐放进去。这时加入开水，因为再翻炒的话豆腐就烂了，中火，汁收得差不多就可以出锅了。

最后调味也不用勾芡，雪里蕻本身很咸，没必要再加鸡精、味精、蚝油，这么一道很朴素的菜就做好了，很好吃，也很健康、很卫生。

祝大家用膳"怡"！

第 16 章

大雪南方膳

———

　　做锅巴时用隔夜的米饭或现蒸的米饭都可以。现在有了电饭锅以后，大家都吃不到锅巴了。我跟大家说过焦苦的东西能补肾、泻心、助消化，所以我们要做点儿锅巴。把米饭准备好，准备一个平底锅，铁锅就行，家里有鏊子或烙饼的铛子也行。

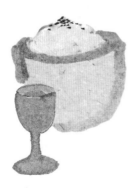

1 臣1：梅菜扣肉

　　大雪南方膳的主食放在最后讲。为什么要放在最后？因为我们要做一个海鲜锅巴。锅巴要现做出来，然后浇上海鲜料，所以把它放在最后，先讲其他主菜。

　　主菜推荐梅菜扣肉，这是一道名菜，南方、北方的同学都熟悉。在我老家大同叫扒肉条，也是一种扣肉，但里面没有霉干菜。后来接触了这道菜，觉得各有千秋。北方吃，粗犷豪放，大快朵颐；南方吃，精致细腻。而且霉干菜确实能吸收油腻，互相增色。

　　有人将霉干菜的霉写成梅花的梅，叫梅菜扣肉，其实它就叫霉干菜。冬天应该吃干菜，干菜一般在秋天就要准备做了。北方的干菜很简单，比如把新鲜的葫芦旋成葫芦条，直接晒干，不是晾干。豆角丝、茄子干都是干菜。工艺也比较简单，就是晒干了储存起来。南方的霉干菜不是这样的，要经过煮、蒸、晾晒，还有盐腌几道工序。有人写梅花的梅，说是从广东梅县客家人传过来的。但据我考证，江浙一带把它写成发霉的霉，也叫霉干菜。所以这个东西不只限于广东，挺有意思。

　　霉干菜选的料就是绿叶菜，绝大多数是芥菜，也有用雪里蕻、油菜、小白菜、萝卜缨的。反正只要是入冬前能采到的绿叶菜，都可以这么做。制作方法就是清洗干净，让它自然脱水，叫萎凋。然后下锅煮，过一道水，捞出来挂起来晾干，等它干燥。干燥完了以后上锅蒸，蒸完再晾干，如此反复。当然中间还有一道手续，过完水以后要盖上保鲜膜闷一晚。霉干菜经过三蒸三晒以后，体积变小，颜色变得又黑又亮，而且会出现一种自然的香味，最后保存。有的是干燥保存，有的是再加一把盐腌一下。所以霉干菜有两种，一种是咸的，一种就是自然的味道。

我去黄山的时候吃过刚出炉的小烧饼，很小，就像象棋那么大，里面就是霉干菜。刚出锅外面酥脆、热乎，里面霉干菜很香。我觉得里面肯定浸了一些猪油或猪肉，那个香我到现在也忘不了。

说一下梅菜扣肉的做法。先准备两大块方方正正的五花肉，因为一块不够用。五花肉可以先在热锅底上，皮朝下烫一下。把皮烫出一层黑，把残余的毛都去掉，如果去毛很干净就省了这道工序。凉水下锅，放葱、姜段，加入料酒煮40分钟。一定要去血沫，让它自然熟，最后拿筷子一插皮烂了，就可以出锅了。出锅以后，趁热给它涂一层老抽，这样容易上色。

准备油锅，下菜籽油，油温六七成热快冒烟的时候，就把腌好的上好

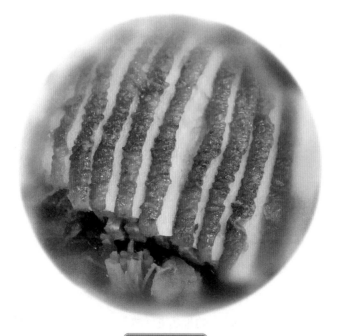

梅菜扣肉

色的五花肉下油锅炸。先炸猪皮，然后翻个儿。炸的时候，可能因为肉块比较大，容易溅油星，准备一个锅盖，肉块放进去就盖上，保护自己别被油崩到。炸好以后，肉皮就变成了虎皮，起了泡，变成黄褐色，非常好看。

这时改刀切片，猪皮朝下码进一个碗里。码好了就准备霉菜干，刚才煮肉的猪肉汤也别浪费。霉干菜洗干净以后，最好经过一道工序，把它炒一下。油热了以后，葱、姜下锅炒出香味，放入花椒、八角和桂皮，翻炒出更香的味，这时就把洗干净的霉干菜放进去翻炒。再加入刚才煮肉的肉汤小火煨一下霉干菜，让它更湿润、更滋润，提前给它入一下味儿。然后加点儿料酒，没有盐的霉干菜，可以再加点儿盐。南方人喜欢吃糖，还可以加一勺糖，味道就进去了。

等汁收得差不多了，就把霉干菜捞起来，把里面的调料拣去，把它码在刚才放好五花肉的碗里。整整齐齐码平了，上面再切几块姜片，放到蒸锅里蒸。水开了以后要蒸 1.5 小时，如果能蒸 2 小时更好。最后出锅的时候，先倒一下锅里流入的水，拿盘扣上它，然后翻个，一盘香气扑鼻、颜色锃亮、色泽焦黄的梅菜扣肉就做好了。这也是一道很漂亮的年夜菜，希望大家掌握它。

② 臣 2：冬笋塔菜

第二道菜给大家推荐宁波菜，也是上海人爱吃的一道菜，叫冬笋塔菜。塔菜在南方多见，北方人好像都没听说过。它长得很好看，一层一层像塔，而且还像菊花，所以有的地方把它叫菊花菜。这种菜是多年生有宿根的草本植物，有的地方有栽培，有的地方野生。而且这个菜很霸道，有

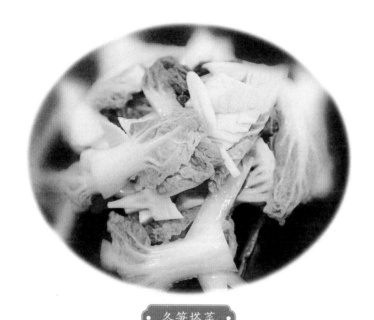

冬笋塔菜

点儿独特的花香，口感比较甜，吃起来很爽口，再加上它有谐音，过年时经常出现在餐桌上。谐音是什么？我也不知道上海话怎么说，反正就是生意兴隆、家庭和睦的意思。

塔菜是南方冬天能见到的绿叶菜，在北方见不到。总体来讲，我们中医认为塔菜回甘，但也有点儿苦味，性质偏凉，能清热解毒、凉血。有人说它能降血压，所以是一个挺好的药食同源的菜。正好现在人们肝火旺，吃麻辣辛香的东西多，吃点儿塔菜有好处。

操作很简单，冬笋切片入锅，加开水放盐焯一下，去掉它的苦涩味，然后马上冷水冲凉备用。猪油炝锅，放入葱、姜，喜欢用点儿蒜平衡冬笋和塔菜寒性的，可以放点儿蒜末，不放也行，炒出香味。冬笋先下锅煸炒，然后塔菜放进去翻炒，最后放点儿盐，炒出点儿水分就出锅装盘。这是一道非常好的爽口菜。

3 佐：素炒三丝

第三道菜选一个甜口菜，为了补肾反佐一下它的苦。甜口菜选了胡萝卜，我们从小都认为它是一种很好的食材，但味道偏甜。我小时候吃过炖的、煮的、腌的胡萝卜，也吃过胡萝卜馅儿的包子、饺子，它的甜味还是值得回味的。小孩子不爱吃胡萝卜就别强迫，因为他不缺这个。

胡萝卜先改刀切成片，再切成丝。刀工不好就买个擦子，胡萝卜一擦，擦成丝。但擦出来的土豆丝也好，胡萝卜丝也好，上面有那种小锯齿，吃到嘴里没有爽脆的感觉，能切还是切。

胡萝卜切丝后，准备一个绿的莴笋去皮切丝，然后再准备一个白萝卜去皮切丝。选的这三种食材，一个是取口感，白萝卜去皮以后基本上发

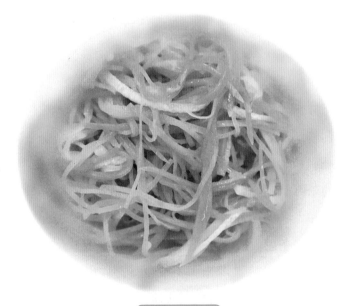

素炒三丝

甜，莴笋丝有点儿偏苦，但总的味道还是甜。它们结合在一起，就是三种非常靓丽的颜色：橘红色，绿色、白色。三个丝切好了以后就放在一边。大家记住胡萝卜特别吃油，所以炒的时候稍微多放一点油。我们用花生油炝锅，热锅冷油放进去升温，葱、姜爆炒出香味，先炒胡萝卜丝，因为胡萝卜最硬，不太好熟，翻炒2分钟以后，再把莴笋丝和白萝卜丝放进去翻炒。出锅前放点儿糖和盐再翻炒一会，最后烹上一勺料酒就可以出锅了。

这道菜总体口味偏甜，在冬季可以很好地辅助滋补，肉吃太多了可以起到平衡反佐的作用。

④ 君、使：海鲜锅巴

最后现做一道咸味的菜。我们做一个海鲜浇头，因为主食要吃锅巴。沿海地区能买到新鲜的海鲜，我们吃它一个新鲜，而不是吃它发酵或蛋白质变性以后出现的老鲜。火腿、腊肉、酱豆腐、臭豆腐属于老鲜，我们吃个新鲜。最好有牡蛎、海虹、青口、虾，愿意的话再买点儿小乌贼或鱿鱼丝。

量不要太多，洗干净以后，锅里放冷水，先把姜、苏叶煮香，根据海鲜的质地，依次把它们放进去，鲜牡蛎先放进去，让汤变得鲜、浓，还有一种香味。再把去掉虾线的虾，鱿鱼丝，剥了壳的海虹都放进去。这道汤最好不要用干贝、虾皮，我们吃一个新鲜。干贝容易出一种腥味，不好处理。我们就做个浇头，没必要，也来不及费这么长时间处理它。汤做好了以后，可以用一点水淀粉薄薄地勾个芡，海鲜汤就变得浓一些，让它炖着、熬着，咱们可以做锅巴了。

做锅巴时用隔夜的米饭或现蒸的米饭都可以。现在有了电饭锅以后，

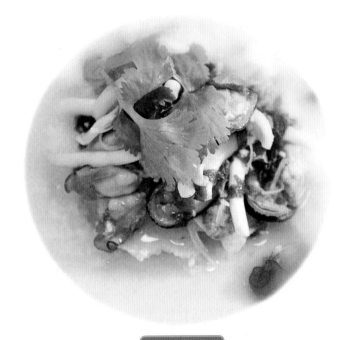

海鲜锅巴

大家都吃不到锅巴了。我跟大家说过焦苦的东西能补肾、泻心、助消化，所以我们要做点儿锅巴。把米饭准备好，准备一个平底锅，铁锅就行，家里有鏊子或烙饼的铛子也行。

把隔夜的米饭或刚出锅的米饭在案板上收拾一下，拍成一个整片。把铁锅放在火上，记住是小火，而且注意一点，锅里不放油，放油以后锅巴的味道就变了。然后把拍成片的米饭放进去，跟烙饼一样烙它，直到一面呈褐黄色、金黄色，别煳了、黑了，然后翻面，接着烙另一面。如果家里有烤箱更好，有微波炉、空气炸锅也能做。但最好、最简单、最原始的就是用铁锅烙。

烙好以后，趁着焦黄、酥脆、热腾腾的状态，把它敲碎了码在碗里。这时把做好的海鲜浇头，连汤带海鲜一起浇上去，"欻啦"一声。

大雪南方膳就介绍完了，祝大家用膳"怡"！

第 ⑰ 章

冬至北方膳

———

　　主食给大家推荐著名的馄饨。馄饨为什么叫馄饨？吃馄饨但不知道为什么，我告诉你为什么。我们吃饺子，肯定是把饺子煮熟以后捞出来吃，吃完以后喝碗饺子汤，阴阳是分的。以前我也介绍过酸汤水饺，就是把酸汤做好了把饺子泡进去吃，连汤带饺子一起吃就有点儿接近馄饨了。

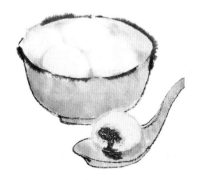

1 君：鲜肉馄饨

冬至是有讲究的，以前讲"冬至大如年"，其实是历法的原因。黄帝时期，是以过冬至为新一岁的开始。我讲过年和岁的区别，岁就是阳历365.25天，这叫一岁；年是阴阳合历，有时一年有十二个阴历月，有时有十三个阴历月，要加闰月，所以年和岁不一样。冬至大过年，比年大，这是一个传统。过了冬至这天，黄帝纪年就增加一年。

另外还有一句话，"冬至一阳生"，啥意思呢？冬至北半球白昼时间最短，日出到日落的这段时间最短，而不是说日落的时间最早。在北半球，应该是大寒那天日落得最早，大概16:30左右，在北京这个纬度天就黑了。这是两个概念。我们都知道到了冬至这天，北极圈会出现极夜现象，24小时见不着太阳，高纬度的地方见到太阳的时间就比较短，刚出来就落下去；而在南极会出现极昼，这是两个极端。古人没有到北极圈观测记载，但推算出"冬至一阳生"，就是从冬至这天开始，白天会变得越来越长，这叫一阳生，把一阳生叫阳旦。而且在冬至这天要服阳旦汤，其实就是桂枝汤，煮肉用的那桂皮加点儿生姜、白芍、炙甘草、大枣，酸辣汤很好喝，能升举阳气。

冬至吃什么？大家记住，冬至吃馄饨，为什么要吃馄饨？因为讲究应景，冬至叫混沌初开，混沌就是阴阳不分，阴阳不分啥意思？我以前给大家讲过王八蛋的故事。王八下的蛋，没有蛋黄和蛋清之分。鸡蛋、鸭蛋里有蛋黄，我们叫阴；蛋白叫阳，阴阳是分的。而王八蛋是阴阳不分的，所以我们把一个拎不清、分不清好歹、分不清阴阳、分不清上下、分不清尊卑、分不清左右的人叫混蛋。混沌开了就是阴阳要分了，所以我们用吃馄饨纪念混沌初开。

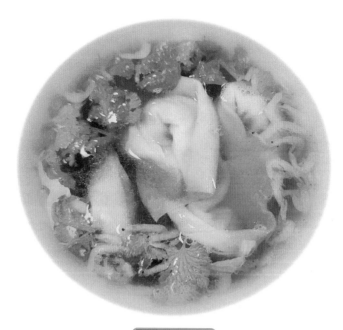

鲜肉馄饨

主食给大家推荐著名的馄饨。馄饨为什么叫馄饨？吃馄饨但不知道为什么，我告诉你为什么。我们吃饺子，肯定是把饺子煮熟以后捞出来吃，吃完以后喝碗饺子汤，阴阳是分的。以前我也介绍过酸汤水饺，就是把酸汤做好了把饺子泡进去吃，连汤带饺子一起吃就有点儿接近馄饨了。

馄饨是什么意思？就是连馄饨带汤汁呼噜呼噜一起吃，这叫馄饨，就是阴阳不分。因为我们做的馄饨煮熟了，还要做馄饨的汤汁，泡点儿虾米皮、紫菜，放点儿香菜，酱油打底，底下还可以再放点儿猪油，然后把煮馄饨的汤浇进去，把馄饨捞出来泡进去，连汤带水一起吃。确切地说，馄饨是一个解馋、除饿的食物，不是充饥的食物，归到早饭、小吃更合适。

我对馄饨特别有感情，因为是我爸教我学会包馄饨的，包括擀馄饨皮、包馄饨。我上中学的时候上晚自习，骑车回家的路上有点儿饿，当时有些南方人跑到大同做生意，有的人担着一个担子，一边是木头箱子，一边担着一个小火炉，也有带抽屉的木头箱子，就是卖馄饨的。我还清楚记得馄饨两毛钱一碗，皮特别薄，个头也特别小，是冬菜馅的，里面有点儿肉末，馄饨煮好了拿小碗兑点儿虾米皮、香菜。

教大家怎么做馄饨。首先擀馄饨皮，很多人说，得了，超市有现成的馄饨皮。我告诉大家，别买了，你不知道里面掺了什么，后来我知道掺了什么。正常擀的馄饨皮会干会裂，买回来的馄饨皮不会，里面有一种化学制剂是保湿的、保水分的，但吃到肚子里对身体产生什么影响不知道，还是自己擀吧。

馄饨是快餐小吃，晚上突然饿了想吃点儿夜宵，自个儿马上做碗馄饨吃，挺好的。做馄饨皮一般用高筋粉，因为馄饨皮要求的是薄而筋道，用中筋粉、低筋粉容易擀着擀着就碎了、烂了，高筋粉里加点儿盐，基本比例就是 250 克面粉放 5 克盐，吃不了那么多面粉就减到 200 克，加盐能增加筋道的口感。

冬天用温水和面，和完面以后记住反复饧一下让水渗透，才能擀得好，一般得饧两三次，饧一会儿揉一会儿，饧一会儿揉一会儿，面就能擀好，和得要软一点，别跟擀面条似的。擀成薄薄一层，薄到什么程度？底下放张纸写上字，隔着馄饨皮能看出来，然后把馄饨皮裁成正方形或梯形、菱形，馄饨皮就做好了。

馄饨皮做好了就开始拌馅，最好用鲜肉。有人包了一堆馄饨，放在冰箱里冻着，拿出来吃发现不是那个味了。鲜肉用猪腿肉，不是五花肉。剁几个虾进去，剁完以后，拌点儿葱花，撒点儿五香粉，提前拿葱、姜、八角、花椒泡点儿水，拌馅的时候顺一个方向，分多次把葱、姜水倒进去，该放盐放盐，该放点儿酱油放点儿酱油，调一下味，最后放点儿花生油或菜籽油锁一下水分，馅就拌好了。

包馄饨的手法有很多，我学了一两种，馄饨馅要少量，别跟薄皮大馅饺子似的。吃馄饨更多是吃汤，吃面片和馅的味道。所以让厨师总结一下，包馄饨的手法基本就是元宝形、草帽形、金鱼形。大家可能看过小吃摊上包馄饨的人拿手一转、一弹，筷子往那儿一抹，然后一捻，馄饨就做好了。馄饨以不露馅为最高标准就行了。

前面说了如何制作馄饨的汤底，碗里放虾米皮、紫菜、香菜，放点儿猪油、酱油、生抽和醋，馄饨快煮好时先舀一勺馄饨汤浇在碗里，然后把馄饨捞到碗里，这时香喷喷的馄饨就做好了。

② 臣：葱烧海参、红烧肉焖干豆角

主菜给大家推荐葱烧海参。海参是一个很好的滋补肾精的食材，以前因为它比较稀缺，比较难得，而且不太好储藏，所以作为山珍海味里一个珍贵的食材。那时海参备受推崇。现在随着养殖业的发展，海参就有点儿泛滥了，所以商家找各种噱头让大家吃海参。有人说从冬至开始数九，一天一根海参，九九八十一天，吃到春天过去。结果把人吃出一堆脂肪瘤和痰核，不要听他们的，任何食材都有利弊。

做葱烧升举一下阳气，两道臣菜一起介绍，为什么？因为海参没有任何味道，是一个很寡淡的食材。饭店做海参，全靠高汤煨它，就是浸泡它，吸收了鸡汤、鸭汤、猪肉的香味，最后葱油过一下，走个形式，勾个芡、浇个汁就挺好吃。但一般家里很少有人专门炖一锅高汤，所以先做第二道菜——红烧肉焖干豆角。

之前讲了南方的梅菜扣肉，其实北方也有干菜，我们选的就是干豆角，先做红烧肉，要用做红烧肉的汤汁把海参煨熟，让它进味，最后拿葱爆一下。

五花肉选好了放到铁锅里，不放油把皮烫一下，再刮一下，切成麻将大小的小块，冷水下锅放入葱、姜、料酒，然后开火煮。先去一下浮沫，去一下腥，煮 3～5 分钟打完沫就把五花肉捞出来控干，然后准备两个锅，第一个锅炒糖色，为什么要炒糖色？我说了要加点儿苦味，另外冰糖跟脂肪蛋白结合，会产生一种新的香味。冰糖或白糖倒在锅里，放点儿油就化，化完了以后炒出枣红色，冒红色泡还稍微有点儿冒烟，糖色就炒好了。这时可以把五花肉放进去翻炒，让它均匀着色，放在一边。另一个锅倒入菜籽油，然后把葱、姜末、花椒、八角、桂皮、香叶放进去翻炒，炒出香味以后，就把上好糖色的五花肉放进去，翻炒出油以后烹入料酒，加入开水没过肉，大火烧开后转小火慢炖。这时提前调一下口味，放点儿生抽、老抽、盐，调出咸的味道来。记住把准备好的海参放到猪肉里一起小火慢炖，30 分钟以后汤汁就收好了。这时就把海参拣出来，顺便舀出一勺煮五花肉的肉汁，放在一边备用。

头一天或提前 2 小时泡好的干豆角，切碎了放到红烧肉的锅里翻炒均匀，让肉和豆角搅拌在一起，再小火焖 10 分钟，就可以出锅了，这就是第二道菜——红烧肉焖干豆角。

再来做第一道菜。如果家里以前准备过葱油，就不用麻烦了，直接热了葱油把大葱切成段，最好对半剖开或切成四分之一，然后把葱爆香，把刚才煮好、煨好的海参放进去翻炒，翻炒几下以后，烹入料酒盖上盖子焖一会儿，把舀出来的炖猪肉的汤汁浇进去，把火关小慢慢咕嘟一会，勾点儿薄芡，就可以出锅了。

一般是把大葱段摆在底盘，然后把海参放在上面，挂着芡汁，带着香味的葱烧海参就出锅了，这样一次两道菜就做好了。

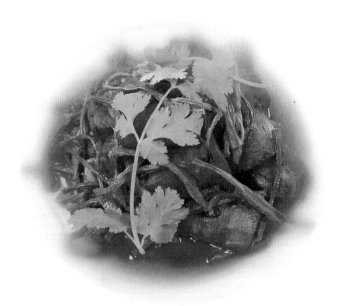

红烧肉焖干豆角

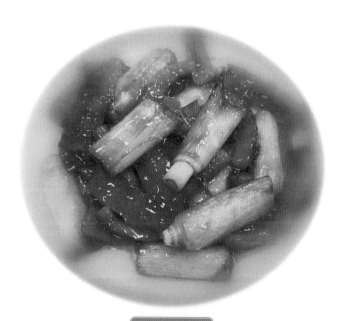

葱烧海参

③ 佐：松仁玉米

第三道菜选一个甜口的菜，推荐松仁玉米，这道菜非常招小朋友们喜欢，而且大家听我的课都知道，玉米，是种子；松仁，是种子，所以给这些不爱吃主食、营养不良、肾精不足的孩子都可以推荐这道菜。

饭店里做的松仁玉米，为了方便选的是玉米罐头，我不建议大家买罐头，因为只要是做成工业化的制品，都得加防腐剂，没必要买。直接买几根玉米煮熟了，费点儿劲把玉米粒剥下来做松仁玉米，这样是最好的。现在还有人怀疑买到的是转基因玉米，我还是怀念当年我们吃的老玉米，不是很躺，但有股甜味。

先煮熟玉米，为了颜色好看可以配点儿绿的青豆和橘红色的胡萝卜

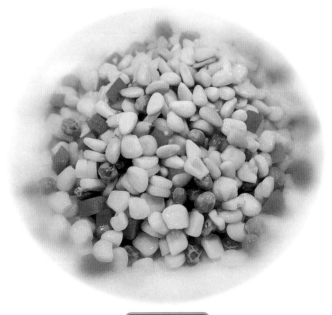

松仁玉米

丁。胡萝卜偏甜，青豆偏苦。在做饭之前，先烧开水把胡萝卜丁和青豆焯一下，然后把玉米粒也焯一下，尽管它已煮熟了。焯的时候记得放一勺糖，放一小撮盐，尽管这道菜是甜口的，但放点儿盐能把甜口衬托得更完美一些。焯完水以后控干在边上放凉，这时要炸一下松子，可以直接买松子仁，去皮，一定要低油温。其实就是凉油后把松子下到锅里，油温上来以后，就会冒出水泡和水汽，炸90秒以后，松子的表面开始从白变得微黄，香气就出来了。这时就可以捞出来，在边上控干备用。锅里放点儿油，马上放一勺糖进去，然后把玉米仁、青豆和胡萝卜丁放进去，在锅里翻炒，让它均匀地裹上一层糖，里面没有任何葱、姜、蒜。这时勾点儿水淀粉给它均匀地挂上浆，翻炒几下，再加点儿盐调一下味，最后装盘，把刚才炸好的松子仁均匀地在上面撒一层，就可以端盘上桌了。小朋友们扢一勺吃，又嫩、又滑、又甜，是一道很好的菜。其实它不是菜，它是主食。

④ 使：酱汤萝卜

最后一道菜选咸口的，推荐一道在日本、韩国和中国东北常吃的汤，叫大酱汤炖萝卜。日本人有时叫关东煮，韩国叫大酱汤，其实都是咱们中国人传出去的。可以用东北大酱，也可以用日本的味噌酱，都是一样的，是黄豆发酵以后加了盐做成的酱料。油烧热以后，放入葱段和姜片炝一下锅，把酱扢一勺放进去，翻炒几下加入开水，再把切好的萝卜块放进去。白萝卜就是大根，不太喜欢吃辣的人，提前把大根削皮，然后切成方方正正的，还可以在方块上面划十字刀，方便入味。放进去以后大火烧开，转小火慢炖，让酱的味道跟萝卜融合在一起，萝卜的味道浸到汤里，酱的味

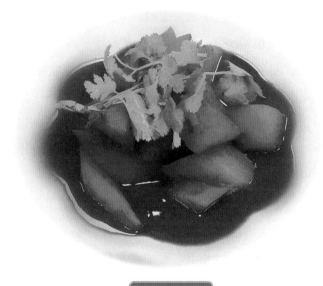

酱汤萝卜

道浸到萝卜里，最后盛出来连酱带萝卜一起吃。前面吃肉，吃馄饨、豆角，再用萝卜消食化积，用点儿酱补充盐味，补补心气。

冬至是心脏（臓）病高发的季节，很多人过不去这个坎，所以冬至一定要护阳气，少出汗，别瞎动，别折腾。

祝大家用膳"怡"！

第 ⑱ 章

冬至南方膳

———

冬至南方膳的主食给大家推荐腊八粥。过了冬至很快就进入腊月了，农历跟阳历差一个月，而且腊月基本上是北方最冷的时候，天寒地冻。

腊八粥，大家第一反应都认为是稀粥，清汤寡水的，有时能照见自己的身影，大多数人叫"瞪眼稀粥"。但稀粥是稀粥，粥是粥，有稀粥就有稠粥，就是水少一点。粥的真正含义是固体的，加水稀释了叫稀粥。所以真正的粥是当主食的，可以充饥。

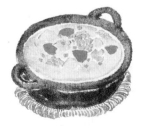

君：腊八粥

冬至南方膳的主食给大家推荐腊八粥。过了冬至很快就进入腊月了，农历跟阳历差一个月，而且腊月基本上是北方最冷的时候，天寒地冻。

腊八粥，大家第一反应都认为是稀粥，清汤寡水的，有时能照见自己的身影，大多数人叫"瞪眼稀粥"。但稀粥是稀粥，粥是粥，有稀粥就有稠粥，就是水少一点。粥的真正含义是固体的，加水稀释了叫稀粥。所以真正的粥是当主食的，可以充饥。

我以前给大家讲过宋朝名士范仲淹年轻读书的时候，早晨起来做一份粥放到碗里或盆里，把粥划成四份，早晨吃一份，中午吃两份，晚上吃一份。他的朋友们请他吃好吃的，吃肉、吃菜、喝酒，他不去，他说："人都是有欲望的，跟你们吃完了，我会天天想着吃这个。我还是不去了，心甘情愿地吃粥。"

腊八粥的传统源于腊祭。到了腊月大家农忙都结束了，然后把一年的收获，包括打猎的收获、养殖的收获、种植的收获都放在一起，供奉自己的祖先，祭祀神明，这叫腊祭。在商朝比较盛行，所以腊八粥源于祭祀文化，源于中华传统文化。

腊八粥用的材料非常丰富，里面有豆类、五谷类还有干果类。植物种子或果实都被归置到一起做成一锅粥，而且粥的味道偏甜。

有人说以前穷苦的人们到了腊月没什么吃的，解决不了温饱，没办法，就去掏老鼠、松鼠、黄鼠狼的洞，发现老鼠洞里储存了很多它们辛苦采集的种子。把老鼠洞一窝端了以后得来的东西煮一锅粥吃，传说有它的道理，但不提倡，为什么？大家记住，动物身上可能携带各种细菌和病

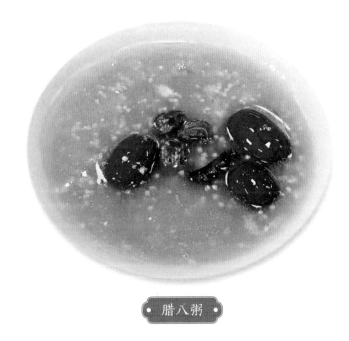

腊八粥

毒，草原上很多人去打地鼠、土拨鼠和黄鼠狼，为了得一张皮，最后染上鼠疫，导致大批人因传染导致死亡。

我认为腊八粥能解决人的温饱。有钱人家也好，没钱人家也罢，就把这些吃食放在一起。另外寺庙、道观在腊月初八这天会搭粥棚，免费给大家提供食物，这是有传统的，北宋开封就很广泛地实行，这也是善举。温饱问题解决不了时，大家都很难想象，以前冬天每天都要从城里往城外拖很多冻死的人。

腊八粥强调这么几点，在家里搜罗各种植物的种子，先把豆类归置到一起；然后把五谷像全麦、大米、小米、秫米、糯米等放在一起；再把干果像红枣、龙眼肉、杏干、葡萄干、果脯等放在一起；最后把坚果像松子、榛子、核桃仁等放在一起。然后做腊八粥。

豆子前一晚泡一下，第二天先煮豆子，煮豆子的时候还要放点儿碱面，碱面是碳酸钠，不是小苏打，小苏打是碳酸氢钠。放碱的目的是让它容易熟烂。煮 30 分钟以后再把糯米、小米、黄米放进去，接着煮。快出锅前 5 分钟把甜的葡萄干、红枣、果脯、龙眼肉放进去。坚果的果仁最好另起一个锅，放点儿油，低温煸炒一下。最后粥盛出来以后，把炒好的坚果放进去，撒在表面，再放点儿红糖或冰糖，一勺一勺扒着吃。也可以提前把坚果仁跟大米、小米一起煮，煮完了以后一起吃。

② 臣 1：豉蒸鳗鱼

主菜是豉蒸鳗鱼。我在前面的课程里给大家介绍过鳗鱼，我第一次知道鳗鱼是听我妈的老师马衡枢先生介绍的，我妈当时因为患肝病身体比较弱，他推荐我妈吃。我还查了中药书，知道这个鱼叫鳗鲡鱼。马先生说它是水中的人参，滋补作用比较好，而且不会上火，后来我有意识地开始吃鳗鱼。

我爸去卖副食、卖鱼肉的地方挑，卖带鱼的经常把鳗鱼拣出来扔在一边，我爸就把它买回来做给我妈吃，我们当时也能分点儿吃，后来资源慢慢丰富了。到日本也能吃到鳗鱼，一般都是现杀现烤，然后抹上酱汁吃鳗鱼饭。把鳗鱼的内脏（臓）做成汤，还把鳗鱼的骨头烤酥了以后送一小碟。

1998 年，我回国后住在甜水园，边上有一个大集贸市场。在那儿我花五十元买了三四十条鳗鱼，他们不识货。买回家清洗干净，分成一条、两条，分别装进塑料袋冻在冰箱，隔三岔五做一道豉蒸鳗鱼吃。我小外甥张一弛在日本出生，小时候身体比较弱，只要他一来，我就给他蒸鳗鱼，我觉得对身体的滋补效果确实非常好。

豉蒸鳗鱼用的是河鳗。生活在海里，洄游到河边产卵的叫海鳗；河鳗生活在河里，在海水跟河水交界的地方产卵。从营养价值来讲，河鳗要比海鳗的营养价值高，而且口感好。河鳗的体型比海鳗小一点。河鳗更好，有的地方叫白鳝。我们选一条新鲜的河鳗，买的时候给你收拾好了，就是放血了，回家还得收拾一下。烧一壶开水放到八九十摄氏度，不要刚开的水，然后把河鳗烫一下，拿刀把烫出来的黏液刮掉。

鳗鱼跟黄鳝一样，自身会分泌一种黏液，保护自己。你一抓，它就跑了。这层黏液比较腥，用开水烫容易把皮烫烂，破坏了它的品相，所以放凉一点，跟冲龙井茶一样。再去掉它的腮和内脏（臓），把它切成片。鳗鱼的刺不是那么尖利，刀工好的话，不要断刀，好像切蓑衣黄瓜一样，切成每道片都连着像盘龙扇，将来摆盘好看。如果刀工没那么好，就切成段，要腌一下，撒点儿盐，放点儿料酒、胡椒粉，再用点儿玉米淀粉腌制入味。

另起锅，准备好葱、姜、蒜，切成末，把干豆豉拍碎，猪油下锅，下葱、姜、蒜爆香，再把豆豉倒进去煸炒。煸炒完了以后烹点儿料酒，就不

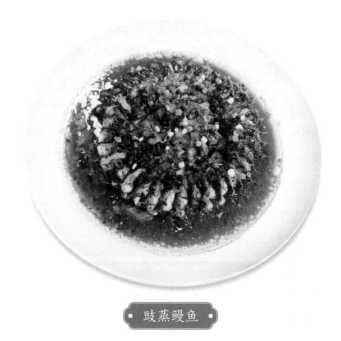

豉蒸鳗鱼

是稀汤了，变成豆豉酱的稀糊状的感觉。把腌好的鳗鱼码好盘，没切断的摆一个头在中间，周围像盘龙的感觉；切成片的，在盘里依次码好。

如果家里有芋头，可以切几片芋头放在底下。因为河鳗油比较大，放芋头吸收一下油脂的味，没有就算了。码好以后把煎好的豆豉糊或豆豉酱，均匀地抹在每一片鳝鱼的身上，然后上锅蒸，蒸 8 分钟就熟了。出锅以后上面撒点儿小葱的葱叶，锅里炝点儿花椒油往上一浇，欻啦一声入味，这就是著名的豉蒸鳗鱼。

3 臣 2：大煮干丝

第二道主菜，推荐淮扬菜——大煮干丝。大煮干丝里的君臣是这样的，主菜是豆腐干，臣菜是冬笋，再放一些咸味的火腿、鸡肉丝或虾仁。这是一道著名的菜，也是冬天非常暖和、应景的菜。

这道菜首先选干丝，干丝也叫千张、百叶，各地的叫法不一样。在扬州本身是用豆腐干考验厨师的刀工，一刀一刀片成薄片，再切成丝。普通人没有那样的刀工，直接买薄的千张豆腐皮，买回来切成丝就行。

大煮干丝得讲究，切好的豆腐丝要用开水汆烫两三遍，意思是要去它的黄泔水或豆腥味。其实还有一个重要的概念，大煮干丝成菜比较快，是想用两三遍汆烫的方法，让用豆腐干切成的丝及时变软一些，能吸收汤汁。

大煮干丝的配料，应该用火腿和干的虾仁。前期也要做一道准备，用碗把火腿和虾仁分开放也行，放在一起也行，里面放点儿葱、姜和料酒，放锅里蒸 10 分钟，提前蒸熟。蒸完以后碗里的水不要倒，留着要用。火腿改刀切成丝，颜色是红红的，虾米仁也是红的，这是另一道准备。

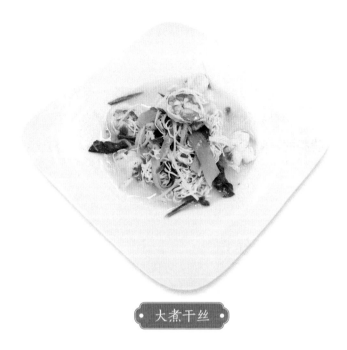

大煮干丝

第三道准备，如果讲究的话，前一天炖一锅鸡汤，炖一只鸡，把鸡肉吃了，留一只鸡腿就行。熟的鸡腿提前一夜放凉，第二天剔骨后撕成鸡丝，也是白色的。鸡汤撇去浮油，留着做煮干丝，高汤就用鸡汤。如果不那么讲究，可以先打三个鸡蛋，放油煎鸡蛋至焦黄，然后放入葱、姜、胡椒粉和开水，煮20分钟以后，出奶白色的汤，把鸡蛋捞出去，就用汤来煮干丝。

大煮干丝分两种，一种是鸡火干丝，就是鸡肉加火腿的干丝。如果前一天没做鸡汤，就用鸡蛋做高汤调味，另外买点儿新鲜的虾仁，拿料酒和葱、姜水腌一下，留着备用。

最好是猪油炝锅，下葱、姜丝炒出香味。这时把做好的鸡汤或煎鸡蛋熬的汤放进去，先放干虾仁，就是海米，还有先放火腿丝进去煮，煮开以后把刚才焯好水的干丝放进去煮，同时烹点儿料酒，放点儿胡椒粉。

盐最好最后放，因为盐放早了，干丝容易硬。另外本身火腿、虾仁都很咸，这时就没必要加盐了。家里如果有绿叶菜，就把绿叶菜切成丝，调一个颜色。

大煮干丝火要大，火力要猛，要沸腾。煮 3 ~ 5 分钟以后就把鲜虾仁放进去，虾仁没一会就熟了，再把切好的绿叶菜丝放进去。最后出锅前调一下口味，热腾腾的、鲜美的大煮干丝就出锅了。

佐：榅桲南荠

第三道菜做一个甜品，反佐一下补肾的苦味，推荐榅桲南荠。其实这是一道鲁菜，归北方菜。它既然叫南荠，说明用了南方的荸荠。这道菜主要是甜口，加了点儿酸甜。榅桲是什么？榅桲是满语，是把山楂和糖熬了以后做的甜品。家里买了山楂罐头，直接用就行了，放锅里加点儿糖化

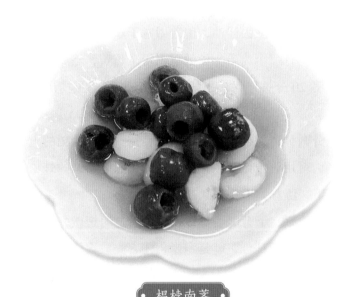

榅桲南荠

开，再把现成的山楂和山楂汁放进去煮开就行。

　　荸荠可以选用生荸荠，也可以选用熟荸荠，根据个人的口味。生荸荠削了皮拿开水烫一下，码到盘里，在锅里加糖，熬好的山楂酱汁浇在白白的荸荠上，这道菜就做好了。

 使：橄榄拌时蔬

　　最后一道菜选个咸口的。其实豉蒸鳗鱼里的豆豉就是咸口的，大煮干丝里的虾仁、火腿都是咸口的，里面蕴含了平衡之道。但为了印证君臣佐使的理论，我们还是各个菜味道分明，给大家留下一个深刻的印象。

　　最后这道菜叫橄榄拌时蔬，时蔬就用在南方现在能找到的任何绿叶菜

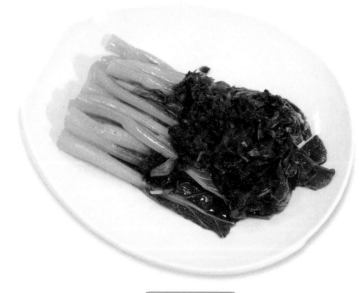

橄榄拌时蔬

都行。时蔬整根收拾好洗干净，锅里煮一锅开水，里面撒点儿盐，放点儿花生油进去，水开了以后把洗好的蔬菜放进去汆烫，时间是 30 ~ 60 秒。

汆烫完了马上过凉水，目的是保持颜色和口感，然后码到盘子里。这时另外准备一个锅，里面放点儿菜籽油，猪油也行。油温差不多四五成热的时候，把现成的橄榄菜放进去翻炒，出了热气而且冒点儿香味，就把橄榄菜覆盖在汆烫好的蔬菜上面，这道菜就做好了。吃的时候既能吃到蔬菜的甘甜爽脆，又能吃到橄榄菜的鲜香，是一道非常简便而且好吃的菜。

祝大家用膳"怡"！

第⑲章

小寒北方膳

————

　　我个人认为甲鱼最滋补的部位就是它的裙边，滋补肾精的效果非常好。男人吃了壮阳，女人吃了滋阴。

　　甲鱼的壳我们叫鳖甲，临床上经常使用，它是一种非常好的活血化瘀的药材，而且能滋阴润燥，对女性更年期出现的烘热出汗、烦躁、易怒等症状都能起到缓解的作用，是一种很好的食材，也是一种很好的药材。

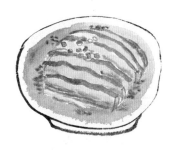

1 君：萝卜丝饼

小寒北方膳的主食推荐南北方都有的萝卜丝饼，有的地方叫油墩，为什么叫油墩？因为做这个饼的面比较软，而且沾的油比较大，配着解油腻、消食化积的萝卜丝一起吃，是一个挺香的主食。

先介绍一下北方的做法。选中筋粉，不用高筋粉。取一斤中筋面粉，先用常温水和面，一般要加半斤水，多次加进去和好。和面的时候加点儿盐，面会更筋道，然后把面饧一下。

另外准备馅料，主要是用白萝卜或青萝卜，再配一小根胡萝卜，单纯用白萝卜、青萝卜也行，单纯用胡萝卜就变成另一个味道，变成甜品了。

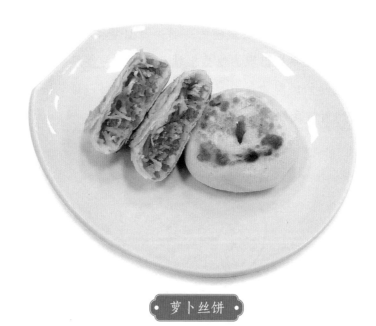

萝卜丝饼

白萝卜、青萝卜削一下皮，很多人不爱吃这股辣劲，但我建议还是留着，毕竟辣味消食化积。家里有擦子就可以直接用它把萝卜擦成丝，如果觉得擦的口感不好，就用刀切成丝，不要切成长丝，切成一寸长的丝。撒点儿盐杀一下水分，放置15分钟，把杀出来的盐水倒掉，就开始拌馅。

有人喜欢放点儿虾、火腿丁或香肠丁，都行，但我个人认为主食本身油比较大，可以不放肉。放一勺猪油，稍微撒点儿盐，放点儿胡椒粉、五香粉，还有人喜欢放鸡蛋，裹进去也行，不放也行。然后把馅和好，调一下咸淡的口味，放点儿料酒、生抽都行，这是拌馅的方法。

馅调好以后，饧好的面先切成条，然后切成大小均匀的剂子，把馅放进去包好，放在旁边饧着，等待烙饼。还有一个比较烦琐的方法，把面饧好以后切成条，放到菜籽油、色拉油或花生油里泡1小时，泡完以后剂子特别好擀，擀好以后变得特别油润、特别薄，这时把拌好的萝卜丝馅放进去，最后把它包成小圆球，拍一拍变成小圆饼，待会儿就可以上锅了。上锅以后用最小的火，放点儿菜籽油，把做好的馅饼放进去，烙好一面后再翻一面，一面需要7～8分钟，熟了就可以出锅了，趁热吃。这是北方的做法。

南方的做法，拌馅是一样的，也是用中筋粉，但和得更稀，大概一斤面粉加八两水，变成了面糊糊汤，有点儿像天津煎饼馃子的汤，要有一个模具，像半圆柱形的铁勺，把面放进去，其实不需要模具也行。做好以后，备好家里炒菜、盛菜、盛粥、盛饭的勺子，厨师用的炒勺就行。油温热到六成，有点儿小冒烟，把勺子放进去热一下，然后把勺子拿出来，先在勺子底部浇一圈面糊糊，把拌好的馅放在中间，拌好以后上面再浇一层面糊糊，整个勺子就放满了，把勺子放在油锅里炸，等它基本定型了一翻勺子，油墩自己就倒锅里了。到锅里再翻一下面，炸好以后，油墩就做成了。这是萝卜丝饼的另一种做法，大家可以试一试。

② 臣1：红烧甲鱼

主菜做红烧甲鱼。甲鱼就是王八、鳖，很多人见过。从古到今，中国人都认为王八是一种滋补性非常强的食材，大补。为什么说它大补？王八又叫甲鱼，因为它的背上有鳖甲；又叫元鱼、团鱼，元就是零，所以它能从阴阳不分、馄饨不分的时候，就给你打下一个很好的物质基础，它是补元精、补元气的。我以前跟大家讲过，王八蛋是没有蛋黄和蛋清的，所以它是元，不分阴阳是零，分了阴阳就变成二了。

很多人在饭店里都吃过甲鱼，但在家做甲鱼我觉得还是有点儿困难。首先活甲鱼买回来怎么杀它？一杀，头缩进去了，一不注意它还咬你一口。另外甲鱼长得奇形怪状，比较瘆人。可以到菜市场买，让人替你收拾好。杀甲鱼有一个比较残忍的做法，先要拿八九十摄氏度的开水烫一下，烫完以后甲壳还有肚子上的那层皮、那层膜能很好地揪下来，揪下来以后就去掉了很多腥气。杀完甲鱼掀开壳，把用不到的心、肺剔出去，留下有用的部位。

甲鱼身上腥味比较重的黄油也剔掉，然后剁成大小合适的肉块，放点儿料酒、盐腌一下。甲鱼本身没有什么滋味，跟海参、鲍鱼一样，要借助别的食材提味，不然跟嚼一块橡胶皮没什么区别。所以，以往甲鱼都要借猪肉或鸡肉的香味。这里讲的是用猪肉提味，用鸡肉提味做出来的就是著名的"霸王别姬"，"别姬"就是鳖和鸡，制作方法大同小异。

腌甲鱼的时候，锅里先下葱、姜爆香，放入花椒和八角，把切好的五花肉块或肉片放进去翻炒出油，待五花肉变得焦黄。这时准备一锅水，锅里放料酒，把腌制好的甲鱼放进去，放点儿葱、姜段，焯一下水，煮开以后撇去浮沫。

浮沫出得比较慢，可能撇浮沫的过程需要3～4分钟。沫撇干净了，

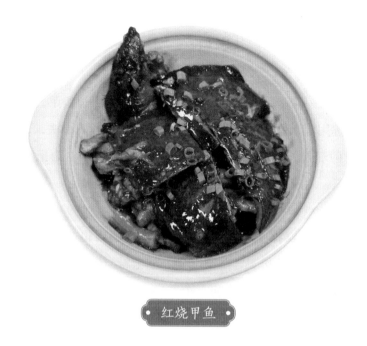

红烧甲鱼

就把甲鱼块捞干净，这时锅里炒好的五花肉也出香气了，就把甲鱼放进去，跟五花肉一起翻炒。翻炒的过程中可以加点儿生抽，烹点儿料酒，加点儿胡椒粉。翻炒到差不多的时候加入开水，让它没过肉块。小火慢炖，保持微微沸腾的状态就行了。最好放到砂锅里炖，炖 1 小时后尝一下咸淡，调一下口味。如果汤汁还剩点儿，就勾个薄芡；如果汤汁没剩多少，就直接装盘吃。我个人认为甲鱼最滋补的部位就是它的裙边，滋补肾精的效果非常好。男人吃了壮阳，女人吃了滋阴。

　　甲鱼的壳我们叫鳖甲，临床上经常使用，它是一种非常好的活血化瘀的药材，而且能滋阴润燥，对女性更年期出现的烘热出汗、烦躁、易怒等症状都能起到缓解的作用，是一种很好的食材，也是一种很好的药材。

3 臣 2：豆腐盒子

第二道菜做一个豆腐盒子，也叫瓤馅豆腐，是一道鲁菜，在北方比较流行。豆腐选用卤水豆腐或硬点的豆腐，切成长方形的小块，比麻将大一点，相当于两个麻将那么大。起油锅，用菜籽油或花生油把豆腐都炸一遍，油温要高，六成热以上，把每块豆腐炸成六面金黄。

豆腐有个特点，一炸完里面水汽一出，中间就虚囊了，为往里放馅打了个基础。炸完豆腐拌个馅，很简单，猪的前腿肉也叫二刀肉，用来剁馅，葱末、姜末剁好放进去，放点儿盐、胡椒粉、生抽、料酒，一边加入泡好的花椒水或八角花椒水，朝一个方向搅匀。如果愿意吃点儿别的东西，可以放点儿香菇丁、竹笋丁、虾仁。豆腐炸好以后捞出来放凉，拿小刀把侧面长的那面划开，把拌好的馅塞进去，口朝上码好了放在盘子里。

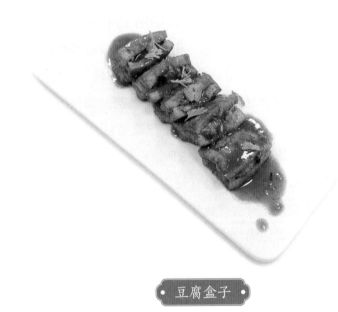

豆腐盒子

另外再起砂锅，里面先放点儿菜籽油，葱、姜炝锅，炒出香味，烹入料酒，加入开水、生抽、胡椒粉，把豆腐一个一个码进去，码进去以后根据体量再加点儿开水，让红色的汤汁没过豆腐。中小火煮15～20分钟，掀开以后加点儿勾芡的玉米淀粉，让汤汁变得浓稠一点，就可以出锅了。

把豆腐一个个夹在盘子里，把里面的勾芡汁浇在上面，再撒点儿葱花或香菜，一道很好的豆腐盒子就做好了。

 佐：瓜蔬甜点

第三道菜做一个甜口的，推荐小朋友爱吃的果蔬饼，其实里面不是水果，而是瓜果块茎，还有点儿主食。选荸荠、南瓜、红薯、甜玉米四样，上蒸屉蒸熟。蒸熟了以后把马蹄去皮拍碎，剁成细粒，找一个大碗把马蹄、红薯、南瓜还有玉米粒放在一起，拿擀面杖杵成泥。

与此同时可以打一个鸡蛋，放点儿玉米淀粉进去，让它的黏性更大，黏合力更强，最后变成一团，然后分成剂子，直接上锅也行；放案板上铺

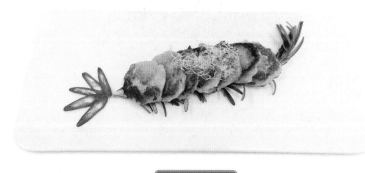

瓜蔬甜点

点儿玉米淀粉，让它分成剂子定型也行。锅里放点儿薄薄的菜籽油，不要太厚，然后把做好的剂子一个个放上去，还可以拿手压一下，给它压平。小火慢慢烘焙，最后两边出现黄色、褐色，也就是香味出来就可以装盘了，因为它本身就是熟的。上面还可以洒点儿蜂蜜，缓解一下补肾造成的压力。

5 使：豆豉茄干

最后一道菜推荐咸口的豆豉茄干。茄子是夏秋两季的食材，到了冬天再吃的茄子，肯定是大棚或异地的，不是那个味。

另外我们做茄子，也想让它吸一吸油水，红烧甲鱼里既有甲鱼，又有猪肉。有人说直接把茄子干放进去不就得了吗？把茄子干放进那道菜，反

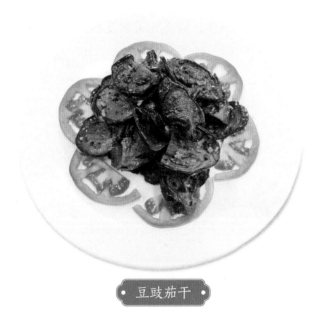

豆豉茄干

佐就太大了，有点儿败兴，所以吃完了以后再吃点儿茄子吸油。

茄子干秋天已经晒好了，拿回家用凉水先过一遍，洗一洗灰尘，用温水浸泡，一定要泡透，泡1小时。然后起锅，可以用猪油炒，也可以用菜籽油炒。油温上来以后用葱、姜爆一下锅，把干豆豉拍碎放进去煸炒，出香味以后就把茄子下锅，跟豆豉一起翻炒，翻炒均匀以后淋入料酒，接着翻炒，然后加点儿开水。其实这道菜是焖炖熟的，咕嘟咕嘟10～15分钟，汤汁收好了，豆豉炒茄子干就入味了。有一点糯，有一点韧，还带着一点脆，是一道非常好的下饭菜。

祝大家用膳"怡"！

第 20 章

小寒南方膳

———

　　煲仔饭与其说是主食，不如说是套餐。里面"五谷为养""五畜为益""五菜为充"，有时还卧个鸡蛋，真是一道符合中医养生理念、营养全面丰富的饭。很多人爱点外卖，有人愿意吃大排档，不说在外面吃不放心这事，其实把煲仔饭学会，自己在家做，方便、快捷、卫生、营养丰富，还解馋。

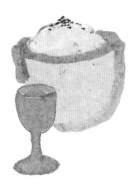

1 君：煲仔饭

小寒南方膳的主食，推荐一道很有名的粤菜——煲仔饭。煲仔饭与其说是主食，不如说是套餐。里面"五谷为养""五畜为益""五菜为充"，有时还卧个鸡蛋，真是一道符合中医养生理念、营养全面丰富的饭。很多人爱点外卖，有人愿意吃大排档，不说在外面吃不放心这事，其实把煲仔饭学会，自己在家做，方便、快捷、卫生、营养丰富，还解馋。

煲仔饭为什么叫煲？就是用砂锅煲。现在的人都懒了，用电饭锅煲，失去了砂锅烹饪美味的特色。选用的米有点儿讲究，当地人选用一种细长的黏性不大的米，有的人选用泰国香米。选用颗粒分明、互不粘连的细米就好一点。先把大米泡 0.5 ~ 1 小时，砂锅底部有人愿意刷点儿花生油，有人直接刷点儿猪油，都可以，把泡好的米放进去，加水，水要没过大米，开火煲 5 ~ 10 分钟，这是第一步。

第二步，掀开盖以后，这时水已经被米吸收了，表面已经见不到水了。需要搅拌一下，把米饭上上下下翻个个儿，这么做的目的是避免夹生。搅拌好了以后记住在里面捅十来个窟窿眼，方便出气。

煲仔饭种类丰富，有排骨煲仔饭，有香菇滑鸡煲仔饭。我们就做一个腊味煲仔饭，因为方便，是半成品。

广式腊味我最早吃不惯，因为它是甜的。后来发现吃不惯的原因是肉不好，等我真正吃到正宗的腊肠，真是吃完一根还想吃一根，确实好吃。能传承这么长时间，自有它的道理。

把广式腊肠、腊肉切成片，厚薄自个儿定，均匀地铺在大米上，中心地带留出一块，因为有的人还喜欢最后打个鸡蛋进去。这时盖上盖放火

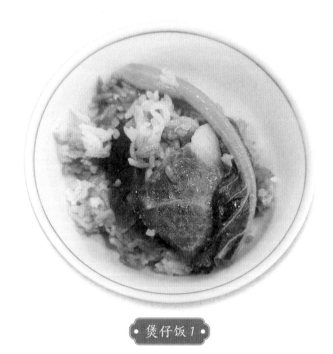

煲仔饭1

上，继续焖米饭。讲究的人还会在锅边浇一圈花生油，这也是它的一个特色。小火焖 20 分钟，记住一定要小火。煲仔饭还有一个特点是能做出很好吃的锅巴，这也是我非常喜欢它的一个原因。

这时再揭开锅，米饭熟了，腊肉、腊肠也熟了，而且腊肉、腊肠的油都留在了米饭里，这时需要一个收尾——把洗好的青菜码在里面，中间可以卧个鸡蛋，盖上盖，再继续焖 3 分钟就可以出锅了。

出锅前还有一个重要的步骤，要浇上煲仔饭的浇汁。浇汁市场上也有卖的，其实制作也不复杂，可以自己调，加点儿生抽、老抽、料酒、白胡椒粉，如果有酱，也可以调点儿酱汁进去，调和均匀以后，一掀锅，就把浇汁均匀地浇进去。

有的人喜欢颗粒分明，饭是饭、菜是菜地吃。也有人喜欢浇汁以后拿个木铲子，把腊肠、腊肉、菜、鸡蛋搅到一起，每人盛一碗吃。这时米饭

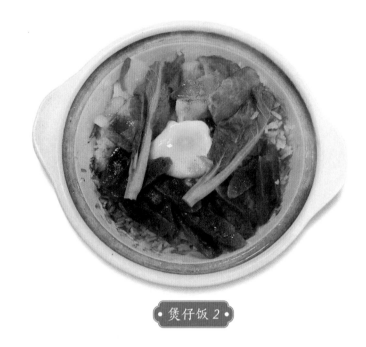

• 煲仔饭 2 •

的颜色已经完全变了，而且肉的香气、鸡蛋的香气，还有青菜的香气都会喷发出来。所以，煲仔饭值得大家好好学、好好做。

② 臣：爆炒生肠

天上飞的、地上跑的，各种稀奇古怪的广东人都吃，很多人以为他们找稀罕的物种吃，其实不是。广东人还有一个特点，猪身上有一些其他人不知道也不吃的东西，他们吃，而且做得很好吃。

第二道菜给大家推荐一道广东人爱吃的菜，叫爆炒生肠。生肠的意思不是生着吃这个肠，而是这个肠是跟生命、生育有关。这个肠是什么肠？

不是消化道，而是它的生殖系统，是母猪的输卵管和卵巢。

生肠很干净，因为它没有粪便的污染，但北方人买的话得特意下点儿功夫，在广东、广西，这个菜很普遍。买一副生肠，回来以后要收拾一下，把它的输卵管切成段，一面剁开，像梳子一样就行了。如果带着卵巢，要把油刮一下，对半剖开以后切成段，也切成梳子形。

生肠想要好吃，而且要熟得快、口感好，需经过一道特殊的工序，就是用广东人特制的一种碱水泡一下。

碱水是广东人做饭、做菜时必不可少的食品添加剂，这个添加剂是褒义的，因为广东的雾露湿气真的很重，需要在食品里加点儿燥湿的东西。古代人们把草木烧成灰，然后用水泡草木灰，过滤以后得到的就是碱水，碱性非常强。

兰州人做拉面时也会加入这种碱，是用当地一种蓬蓬草烧灰制成的，古人就用此方法做碱水。我到广东、香港吃碱水面，就觉得很舒服，燥湿

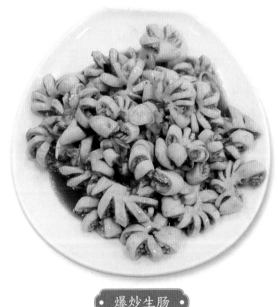

爆炒生肠

去腥，而且碱去污、去油的能力特别强。

古代用草木灰制作碱水，现代工业分析它的成分，里面有碳酸钠，还有点儿碳酸钾，所以现在的碱水制作更方便了。北方用碳酸钠直接泡，我们洗猪的大肠、小肠时也是用碱面和醋一起洗。所以用碱水泡一下生肠，泡完以后脆嫩的劲得以很好地保存，也容易熟。但在泡完之后，注意要用很多清水把碱水冲洗干净，不让它带有那个味道。

把用碱水泡好的生肠洗干净晾好，锅里放冷水，加入葱、姜、料酒，把生肠放进去煮沸。煮沸以后打去浮沫，整个过程大概需要 3 分钟。然后把生肠捞出来，快速过凉、控干，待会儿准备爆炒。

做这道菜记住油温要高，要爆炒。菜籽油下锅，油温上来以后直接把葱、姜、蒜下锅煸香，煸香以后就把控干的生肠放进去大火翻炒。

按广东人的吃法一般用酱爆，就是往锅里再放点儿当地的酱一同翻炒，让香味逐渐进入生肠里，加入米酒或料酒，烹一下锅，进一步去除一下腥味。快出锅前可以加点儿盐、生抽、老抽调一下味和色。最后翻炒均匀，收汁后就可以出锅了，这就是爆炒生肠。

很多人第一次吃生肠不习惯，但真正吃过以后，很容易对这道菜念念不忘，又脆、又爽、又嫩。而且从中医理论来看，输卵管归下焦，归肝、肾主管，生产出卵子是肾的事，把卵子排出去是肝的事。所以对一些子宫下焦虚寒的女人，包括下焦虚寒的男人，这道菜都有很好的补益作用。

③ 佐：青橄榄石斛

第三道菜用一个反佐，选甘甜口的。因为前面说过了，煲仔饭其实是饭和菜一起算了，等于已经有了两道菜。

广东人爱煲汤，其实广东人还爱炖汤。煲汤和炖汤的区别在于，一个是直接放火上，这叫煲；一个是隔水蒸，这叫炖。如果从中医理论来解释，炖汤滋阴、润燥、去火的效果更好；煲汤分解高蛋白、高营养的力量更强，各取所需。

这道甜汤用的是青橄榄加了中药石斛，做成了一个甜口的汤。本来广东人炖汤一般会用到螺肉，就是海螺的肉。因为前面用到的肉挺多，这里就不用海螺肉，简单做一道用猪骨头煲的汤。选的骨头叫尾刺骨，尾刺骨不是猪尾巴，而是接近猪尾巴、猪屁股上的那段骨头，解剖学上叫尾椎。猪后臀尖的肉是很香的，周边的部位也很香。因为尾刺骨阳气比较足，煲出来的汤味道非常好。

尾刺骨冷水下锅，加点儿葱、姜、料酒，先焯一下水，撇一下血沫，然后把它码在炖汤的盅里，青橄榄拍碎去核放进去。根据炖盅的大小，一

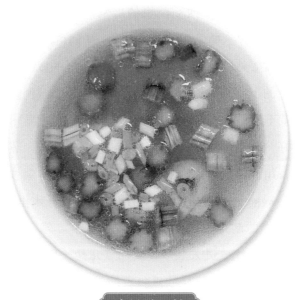

青橄榄石斛

斤尾刺骨放 5 克青橄榄，再放 10 ～ 20 克石斛。

石斛是甘甜、甘寒的，长在石头上，保护胃黏膜，滋阴润燥，滋养胃阴的效果非常好，对治疗萎缩性胃炎、早期食管癌，改善躁狂、睡不着觉等情况都有好处。石斛一定要煮，很多人把石斛当茶泡，但煮是最好的。

再加两颗蜜枣，就是用蜜腌过的枣，加水放在笼上蒸，一般要蒸 2 小时。蒸好以后稍微加点儿盐，不能没有盐，毕竟里面还有猪肉，但主要味道是甜口。这是给大家做的一道反佐的汤。

 使：咸蛋黄炒瓜蛋

最后一道菜做个咸口的，小寒南方膳所有的饭菜都是粤菜。给大家推荐咸蛋黄炒瓜蛋，瓜蛋就是西葫芦崽，广西人、云南人都那么叫。西葫芦崽和成年西葫芦有啥区别？西葫芦崽的瓜瓤也能吃，所以我们选嫩西葫芦，去掉头尾切成圆片，如果西葫芦大一点，中间可以再来一刀。

咸鸭蛋的蛋黄要熟的。我看很多人直接把腌好的咸鸭蛋磕开，把蛋黄捞出来蒸，剩下的蛋白部分就做别的菜了。很简单，咸鸭蛋蒸熟，把蛋黄取出来，蛋白就不要了。还有就是把咸鸭蛋的蛋白、蛋黄一起炒。

为了口感好，就用咸蛋黄。一般选 4 ～ 5 个咸蛋黄，蒸熟的咸蛋黄碾碎，放在碗里备用。西葫芦很嫩，容易熟，基本在锅里煸炒一下就行。有人怕炒不熟，会提前煮一锅开水，把西葫芦片放到开水里焯一下，都行。我的观点是，既然西葫芦很嫩，就没必要焯水了。葱、姜末下锅炝出香味，把切好的西葫芦片放进去翻炒，要加点儿盐，目的是杀一下它的水，让它出水，出完水以后再让它吸收咸蛋黄的成分，这就是一个升降出入的过程，否则大家谁也不挨着谁，跟吃西餐一样，一段胡萝卜，一坨土豆

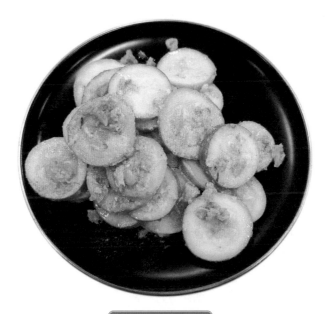

咸蛋黄炒瓜蛋

泥，一坨酱。

杀一下水，这时小火煸炒，煸炒到西葫芦片有点儿焦黄色、褐黄色，把捣好的咸蛋黄放进去，继续翻炒，直到每个西葫芦片都均匀地裹上蛋黄，就可以出锅了。如果家里没有咸蛋黄，可以直接买蛋黄酱，道理是一样的。但用蛋黄酱又怕有防腐剂，所以还是用咸鸭蛋，自己蒸完自己炒。

小寒南方膳就介绍完了。下个节气是大寒，按中医理论来讲，预示着春天就要到来了，按五运六气的理论，大寒就要算第二年的运气，春风刮起来了。所以到了大寒，食谱会从冬天补肾的苦苦甘咸变成春天补肝的辛辛酸甘。提前给大家预告一下。

祝大家用膳"怡"！

第21章

《美食课》心得：谈贵贱之别

学《美食课》想有一个好身体，一定要为"贵"，不要作"贱"自己。我跟梁冬对话的时候跟大家讲过什么叫"贵"和"贱"，"贵"和"贱"不是钱多钱少、便宜不便宜的问题。我讲过"贵"有三条标准：

第一，贵生。

第二，一个人贵有自知之明。

第三，"和为贵"。

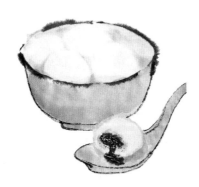

1. 不要作"贱"自己

我把这一年来《美食课》的讲课心得跟大家分享一下。

我最早注意到食品卫生安全问题，是在行医过程中发现的，很多人的身体是吃坏的，我就不再举例子了。我也经历过一个落魄的阶段，拿改锥、牙刷夹饺子。突然意识到这么下去就是作践自己，所以买了部队食堂的录像带，开始学做饭。我意识到这其实是一个从自卑、自轻、自贱到自尊、自贵、自强的过程。

学《美食课》想有一个好身体，一定要为"贵"，不要作"贱"自己。我跟梁冬对话的时候跟大家讲过什么叫"贵"和"贱"，"贵"和"贱"不是钱多钱少、便宜不便宜的问题，我讲过"贵"有三条标准：

第一，贵生。

第二，一个人贵有自知之明。

第三，"和为贵"。

一说"贵族"，大家就很反感，因为把"富"和"贵"搞混了。我认为"富"就是普通人有钱了，妄图拿钱买一切，根本上是我总结的"富而贱"的人。

"贵"是一种价值观和生活方式或者是一种生活态度。第一条应该是"贵生"，意思是把生命放在第一位，在这个条件下就知道什么叫"贱"了。什么叫"贱"？就是卖命，出卖灵魂，出卖肉体，出卖精神，换他认为比生命更宝贵的东西。我把这种人叫"贱人"，"贱"就一个字，我只说一次，凡是不把生命当最宝贵东西的人，我都把他们叫"贱人"。

"贵生"的第二步就是要有自知之明，我碰到很多"贱人"跟我意见不一致，其实他是一种"贱人"的思维，理解不了"贵族"的思维，他还觉得自个儿挺有理。什么叫"贱人"？就是没有自我，认为咱们都一样，"贱人"是没有自我意识的人。

"贱人"是没有自我觉察能力的人。他吃任何东西的依据是什么？根据书上怎么说、电视上怎么说、专家怎么说、科学分析怎么说地来，从来不看自己吃进食物以后的反应和感觉。吃饭之前不知道自个儿饥不饥、饿不饿，吃的东西也不知道能不能吃得饱，是不是可口、解馋？这种人最大的特点就是韩非说的郑人买履，"宁信度，无自信也"。

吃什么东西都看蛋白质的含量、脂肪的含量、维生素的含量。所以我说西方营养学已经发展成了西方饲料学，给人配营养就是配饲料。到健身房，人家就推销蛋白粉，蛋白粉到底是拿什么做的也不知道，大家还吃得津津有味，到最后吃出一身病，为什么？就是把人当"贱人"，当动物一样喂，不知道因人而异，不知道同一个东西有人冬天喜欢吃，夏天不喜欢吃，我在这个地方喜欢吃，到那个地方不喜欢吃，这才是我们的"贵族"意识。

所有看配料表吃饭的，定闹钟吃饭的都是"贱人"。"贵人"是什么？知道什么时候自个儿想吃、想吃什么、吃什么可口，然后自己动手做。

"贱人"还有一种表现，那就是看淡生死以后，对未知的抵触心超过求生的欲望。比如人得病快死了，正常人说什么东西能救命，便都想试试。哪怕不理解也愿意尝试，这是正常人的逻辑；"贱人"的逻辑是，我只接受我理解的东西，你要给我治病却说不出道理，我就不吃，宁死也不吃。这些人是不是很可笑？为了迎合广大"贱人"们的市场需求，很多公司、工厂生产满足符合"贱人"需要的产品，包括医疗产品。明明确确地指出这个药是有什么副作用，是怎么治病的。进口的小分子药抗病毒，进入体内以后就能阻止病毒复制，但一停药，便又复发。

这就像家里着火了，报警器响了，正常人应该去灭火，但为了迎合

"贱人"的需要，很多人就去拔报警器，报警器一关就不响了。所以，我打骨子里不认同小分子药。

细菌跟病毒不一样，细菌有细胞壁，细胞壁被药物破坏以后，细菌就完蛋了，但细菌可以离开人体独立繁殖生长；病毒不能，病毒进入人体以后，依赖身体里的各种营养物质，完成自我复制，所以用杀灭细菌的方法对付病毒是一条死路。

我不知道得付出多少生命的代价才能让这些人觉醒。中医是"贵族"的思路，通过扶植正气让身体产生抗体，产生免疫力，把病毒干掉，彻底治愈。

另外，"贵"有一个表现叫"贵和"，"和"的意思是和而不同，有"贵族"意识的人能接纳不同的意见，大家互相借鉴学习，达到一种和平共处的目的。"贱人"都是你死我活，不共戴天，那是"贱人"的思维，非黑即白，中医不这么想，中医知道西医有问题，但也知道西医有很多药物、技术手段是好的，可以在适当情况下用，可以救急，干嘛要排斥呢？所以我们是和平共处，互相借鉴的模式，而"贱人"思维就是我必须弄死你，我不把你弄死，我就会死。

"贱人"的思维还有一个表现，只重物质，不注重使用物质、运用物质背后的思想。在他们眼里，治病就是药有效，医生没用，只要能搞到这个药，就能治这个病，这是一件很不合理的事。就像下棋的时候只认为棋子有用，认为只要有车马炮就能赢，这不是很荒谬的事吗？车马炮只是物质，真正调动使用它们的是背后的棋手的思想、思路，先走哪个，后走哪个，才是最宝贵的东西。所以他们理解不了中医，他认为中药有效，就去囤中药，然后瞎吃，吃了没效果，吃坏了身体就说中医不好，这是他们自己没有理解中医。学中医不去理解中医背后的理论体系和中医的思维方法，单一地认为中医治病有效就是因为那个药有效，这是不正确的。

西方医学为迎合这帮"贱人"的逻辑，发明出各种药，而且能立马见效。血压高了，一吃血压降下来；血糖高了，一吃血糖降下来，这都是"贱人"们喜闻乐见、乐于接受的东西。睡不着觉，吃点儿安眠药昏过去了，他认为自己睡着了，其实这是掩盖症状。

经过我长时间的研究发现，中国古代先贤们、中医大家们的思想其实真的很高级，是"贵族"的思想，因人而异的思想。以前我们说三辈子学会吃和穿，三辈子其实就是三代人。

中华几千年优秀的饮食文化、饮食习惯、饮食传统可能都断代了，有钱以后瞎吃瞎喝的现象丛生。开《美食课》的目的就是那句话，"亲近自然，回归传统"，把我们积累了几千年的宝贵的养生饮食文化传承下去，不要让它断代。

我希望大家学完《美食课》能变成贵一代，然后影响儿女，让他们通过吃饭来愉悦身心，预防疾病，治疗早期疾病。这个东西不用争，"各从其欲，皆得所愿"，求锤得锤，求仁得仁。

我的几个病人跑到日本生孩子，剖宫产的时候手术室的温度特别低，为什么特别低？为了防止做手术的医生和护士出汗，一出汗一擦汗容易造成感染。孕妇光着身子剖宫产，肚子上拉一刀，拎出一个血淋淋的娃，缝合以后送回病房。护士送来一袋冰块，让她敷在肚子上，说能防止出血渗血，然后病人就敷在肚子上，结果落下一身病。到我这里看病的时候又是产后抑郁，又是类风湿关节炎。什么是类风湿关节炎，就是产后把冰块里的寒气带到骨头里了。女人生孩子之前会分泌一种激素，让自己的耻骨打开。在这种激素大量分泌、骨头接缝都打开的情况下，把冰块敷上去，你说会得什么病？

因为你把自己和西方人画等号了，认为自己跟他们是一样的。人家生完孩子就吃冰块、下地，扛不住的人都死了，留下的都是能这么做的人。

中国人口有多少？中国在新中国成立前就四万万同胞，四亿人，外国有多少人？20世纪初的时候西班牙大流感，欧洲死了几千万人，中国每年也有瘟疫、流感，死了多少人？相对而言，中国人因流感死亡人数较少的原因是什么？我认为是因为有中医，他们在吃中药。

现在一说都是西方那套东西，抗病毒、疫苗、激素、抗生素，可能把病人活活治死或留下终身残疾，这些人的眼睛都不带眨的，我后来一想，这些人可能自个儿得这病也这么治。

 美食的最高境界是吃高兴

美食的最高境界是吃高兴，就是"怡"，要高高兴兴地吃饭。不高兴的时候别吃饭，生气的时候别吃饭，吃饭时别生气。

只要是吃饭，就要有高高兴兴的心态和满满的仪式感。我最讨厌一种"贱人"的吃饭方法，就是不分时间、地点、场合地往嘴里塞东西，一边走，一边吃，坐地铁上吃。我更不认同一件事，就是在外面吃饭，碗上套一个塑料袋吃。我宁可不吃，宁可饿死也不这么吃。

吃饭是一件很严肃、很神圣、很高级的事。我跟大家说这叫祭祀五脏（臓）庙，身体里有心神，你要对它好。只要是准备做饭的时候就高高兴兴做饭，不想做饭就不做饭，把心情调到最佳状态。在吃饭的过程中说点儿高兴的事，有问题私下解决，别在饭桌上数落自己的孩子，也别抱怨自己的父母。

每次过年我都给大家推荐一部我特别喜欢的电影，就是赵丽蓉和李保田演的《过年》。几个儿子回去了，分他老爹挣的那点儿钱，年夜饭掀桌子，这是真正的人的生活，哪有那么多祥和？但是即便这么着，也得高高兴兴地过年、高高兴兴地吃饭。

另外，自己在中国的哪个地方，风俗习惯是什么？我这一年学了四十八道套餐，根据家里的情况，给家里准备什么样的饭？父母是什么样的体质？适合吃什么？不适合吃什么？这叫"贵族"。清清爽爽、干干净净地自己做一顿饭，大家一起吃，这就是最好的。

春天要"生而勿杀，予而勿夺，赏而勿罚"，顺应春天这种生发之气，过年回家就图个好彩头，多说拜年的话，多说吉祥话，别乌鸦嘴，别给人添堵，多准备点儿红包。这种民俗的背后其实隐含着很多道理，从古到今都是过年前催债，过了年三十就不催了，就是说到了大年初一，新的一年开始，"生而勿杀，予而勿夺"。

著名的样板戏《白毛女》里黄世仁大年三十逼债，眼看着要大年初一了，逼得杨白劳喝卤水自杀了，喜儿跑到深山里变成了白毛女，这就揭示了一个道理："祸不及家人，债不过三十。"

还有一件值得注意的事是，大年三十和大年初一的天象有个特点，天上没有月亮，大年三十叫晦日，正月初一叫朔日，晦朔日天上是看不见月亮的，这天得多阴暗。所以，大年三十和正月初一一定要点灯笼、放炮仗，崩一崩晦气，这是我们几千年的习俗和传统，背后有很多"贱人"不知道的道理。

有条件的话，过年好好放放炮仗，炮仗里的硫黄味、硝烟的味道是最好的消毒剂和杀毒剂。如果不让放就算了，但争取找一个允许放炮仗的地方，好好买点儿炮仗、烟花崩一崩晦气。

另外放炮仗的时候别买大个头的，容易伤人。我这一生中有两次特别惊险的事，一次是我住定福庄，带着我的小外甥去放礼花弹，就是一个方筒子，大概有 9 ～ 12 个的礼花弹。点着了以后半天不响，我就拽着四五岁的小外甥过去看，在我们接近探头的时候，礼花弹崩起来了，如果我们再快点儿，礼花弹肯定打到我或外甥的脸上，我的天！当时吓坏了，所以放炮仗一定要小心。

还有一次是搬到镇海寺公园不久，厚朴一期下课之后，晚上我们要去吃饭，当时人家给了我几个"二踢脚"，我就放了。没想到"二踢脚"点着以后横着崩出去了，一下崩到厚朴一期王东斌同学的脸上，在额角崩了一个口子，没在脸上炸。后来我领着王东斌到医院去缝合，已经伤到肌肉层……

第 ㉒ 章

五运六气：人定胜不了天，
还是顺着好

———

　　如果了解自己是什么样的人，在以后的生命过程中针对自己的特点做一些平衡、弥补，不要过分，我们的生命就会长一点，就会过得好一点。这就是我们中医里五运六气最基本的逻辑。还有一个宝贵之处，我知道自己是什么样的人，就知道什么样的人对我好，我应该跟什么样的人搭伙，跟什么样的人接触，远离什么样的人，是不是？这就是基本逻辑。

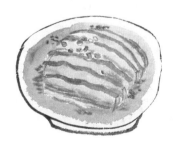

给大家讲一下五运六气。很多同学说："你教我们吃饭就得了，讲什么五运六气啊。"一看你就是人定胜天。

2008年我跟梁冬讲《黄帝内经》，梁冬的夫人当时在中国气象台工作，2009年她帮我跟台里联系，做了一档节目叫《黄帝内经四季养生堂》。后来把我写的五十多期节目脚本结集，出了本书叫《黄帝内经四季养生法》。

其实当时就是想给大家一个提醒，人定胜不了天，还是顺着好。春生，夏长，秋收，冬藏。每个季节，气候不一样，背后的气不一样，气温不一样，就应该采取不同的饮食方案。这是一个普及，从那以后大家慢慢开始重视节气了。

中央电视台预报员宋英杰，比我大一岁，也是我的好朋友。他写了一本关于二十四节气的书。他是气象学院毕业的，偏向用科学，结合人文、地理，写得非常漂亮，文字也非常优美。

我认为中医的思维比现代科学至少高两个维度。现代科学就是研究有形、有质的物质，我们要研究背后推动物质运动的能量，以及掌握物质运动方向和节奏的精气神的神。

1 其知道者，法于阴阳，和于术数

跟我学了一年的《美食课》以后，大家可能又增加了一个认识，原来阴阳五行的五行指古代的十月历，把一年划分成五份：木、火、土、金、水，分别对应我们的肝、心、脾、肺、肾。增加了一个长夏的饮食宜忌，其实比四季更加细化。不管是四季还是五季，背后的一种价值观，叫看天吃饭，尊重气候、气象背后的东西。

很多人说你说的气候、气象，现代科学都预报了，通过气象卫星观测数据预测每天气温多少，基本很准。能推断出今天要降温，明天要下雨，但你看到的是有形、有质的东西，解释不了更深刻的东西。为什么有时候会有倒春寒？为什么有时候夏天气温就偏低？为什么有时候冬天不下雪？背后的东西怎么解释？

我以前讲过"风吹幡动"的故事，普通人能看见旗子飘扬，高级一点儿的人就知道风在吹它，更高级一点儿的人就能看到风从哪儿来。

其实，讲五运六气就是让大家再提高一个层次，更接近古人。中国古代几千年，几百代人都在观测天上的星星，观测物候，观测气象，而且做了翔实的记载，这是其他国家都没干过的事。

我给大家举一个例子就明白了，这是厚朴的一位同学发现的。他说立春以后，发现冰箱冷藏柜里放的萝卜、白菜都长出了芽，长得还挺好。他好几天没回家了，也没开冰箱，冰箱冷藏的温度为零上5℃，见不到阳光，里面没什么水分。论温度、湿度，还有生长环境，都不应该发芽，为什么发芽了？

这就是在温度和湿度以外，有更厉害的东西掌控着生命，中国古人观察到春生、夏长、长夏化、秋收、冬藏。这个概念，厚朴的同学应该牢牢记在心里，要敬畏天地，敬天法祖。

正好说一下历法。大家都听过我讲的《黄帝内经·素问·上古天真论》，岐伯回答黄帝的问话，第一句就是"上古之人，其知道者，法于阴阳，合于术数"。"道"就是各种物质，物质背后的气，气背后的神，变化规律。知"道"的人，他能感觉到，能感知到，他告诉一帮没有觉知、没有感知的人怎么回事。通过计算的方法，"法于阴阳"，就是法于太阳和月亮的变化，这是最基本的。中国人还法于北斗星的变化，北极星的变化。

法于太阳的变化，"和于术数"，通过精确的观察和计算，创造出了阳历。这个阳历是纯阳历，就是我们现在说的干支纪年历。法于阴就是根据月亮的变化来指导我们的生活，因为月亮对地球潮汐有影响，对人的气血运行有影响，对人的月经有影响，对人的情绪有影响，它是影响，所以有规律。

制定了阴历和阳历两种历法，而且中国人创造出一个最牛的历法——阴阳合历，就是我们现在过大年用的历法。基于太阳的变化加了闰月，让阴历的几月份也能跟阳历的四季变化同步，这是很高级的发明。做这个事的是两千多年前汉武帝时期有个叫落下闳的人，他是四川阆中人。我们带厚朴四期专门去阆中游学，阆中边上有袁天罡和李淳风的墓，这两个人是唐朝的大术士。

民国以后我们接受了西洋历，整个规矩、正朔、天罡都乱掉了。失去了最根本的东西，倒不是说失去了汉服、汉字，如果天文历法没了，根儿就让人刨了。

但凡有点儿中国文化常识、历史常识的人都知道，中国这几千年其实都在并行不悖地用两种历法，一个就是我说的纯阳历，我们姑且把它称为公历；还有一个就是我们现在过春节的这套历法，我们称之为私历。

为什么这么说？大家都知道我爱写毛笔字，但写得很难看，因为我不守规矩。大家都推崇书圣王羲之写的《兰亭集序》，王羲之不仅字漂亮，文采也斐然，文采背后的思想也很高级，思想背后的玄学思想更高级。

王羲之写《兰亭集序》的第一句话就是"永和九年，岁在癸丑，暮春之初，会于会稽山阴之兰亭"，整篇我都会背。第一句话"永和九年"就是我说的私历，这一年是以皇帝的年号命名的，这一年的开始就是我们说的正月初一开始。比如换了皇帝或者皇帝一高兴想改年号，年号从哪儿改？就从正月初一改，这是我们现在说的过年。

可是"岁在癸丑"讲的是公历，也就是说有高于皇帝的公历同时存在。为什么同时存在？其实这就是中国古代以太阳的视角俯瞰人世。因为在中国大陆上，这种地域、疆界、国家都在变换。你说永和九年，那是东晋，西晋迁到南方以后叫东晋以后皇帝的年号，同时在黄河北边还存在少数民族政权，比如北魏的政权，有皇帝，也可以设立自己的年号。南宋时有西夏、辽、金，后期还有蒙古。这块土地上，用谁的年号？我不归你统治，不可能用你的年号，但大家有一个公共的纪年的方法，就是我们说的公历，即干支历。

这个干支历流传了几千年，比落下闳制定的私历早得多。最早我们就有干支纪时、干支纪日、干支纪月、干支纪年。我们说的干是天干，就是甲、乙、丙、丁、戊、己、庚、辛、壬、癸，一共有十个；支是地支，有子、丑、寅、卯、辰、巳、午、未、申、酉、戌、亥，一共有十二个。这叫干支历，干支历是以上帝的视角俯瞰人世，它是公用的。你在哪个国家，归谁统治，都可以用这个。所以这个公历是纯阳历，跟月亮一点关系都没有。

干支纪岁、纪年的历法是以立春为起点，到立春那天，年号改了，就是年也改了。干支纪年的历法也分十二份，姑且可以称之为月。每个月的开始就是节气，比如立春是个节气，包含一个中气，叫雨水。到下一个节气叫惊蛰，第二个月就开始，但不叫二月。第一个月叫寅月，第二月叫卯月，然后叫辰月、巳月……这是干支纪年的方法，是两个并行不悖的一个历法系统。

从古到今，从汉朝太初历直到现在，我们一直在用。但从民国以后开始把老祖宗的历法全改了。改的就是新年第一天，把我们以前过的除夕和大年变成了1月1日，那时叫西历，现在叫公历。

我们的干支纪年还保存着，但基本没人用了，大家逐渐把它遗忘了，唯一知道它的是算命批八字的。我们说的八字其实就是干支纪年、干支纪月、干支纪日、干支纪时，每个年有两个字，都是甲、乙、丙、丁、戊、戊、己、庚、辛里出一个字，子、丑、寅、卯里面出一个字，这就是你的四柱八字。乱了以后就给大家造成了一种传统的缺失，因为以前是用皇帝的年号命名中国的新年，后来皇帝没了，有了"民国"。可是"民国"又把西历 1 月 1 日当成一年的开始，所以中国的传统过年就变得无依无靠，让人感慨。

我想起苏东坡写的《赤壁赋》，第一句话"壬戌之秋，七月既望，苏子与客泛舟游于赤壁之下。清风徐来，水波不兴"，他开始写的也是两套历法，第一个"壬戌之秋"就是公历，干支纪年；"七月既望"讲的是阴历，阴历七月，望是十五，既望是十六。

他为什么没提皇帝的年号呢？其实一查，当时皇帝年号是元丰。为什么没提呢？因为他受惊吓了，他在元丰二年的时候在汴梁出了乌台诗案，也就是文字狱，被人抓小辫子，差点儿丢了性命，被宋神宗贬到黄州，又是生病，各种心情不畅，所以他没提元丰五年。

"永和九年，岁在癸丑"说的也是这个，前面是皇帝的年号，后面的"癸丑"是公历。这个传统不要丢。你看到任何一个碑刻的落款，写着岁在某某，脑子里一过能推算出来。因为 60 年一个轮回，按 60 的倍数往前推，就能推出来，再结合朝代，就知道是哪年写的。

"永和九年，岁在癸丑"，给大家普及一下甲、乙、丙、丁、戊、己、庚、辛、壬、癸对应的耶稣历，就是西方历法，是有规律可循的。记住甲就是 4，4 结尾的年都是甲。比如 1984，甲子年。往前推，"岁在癸丑"，癸就对应 3，甲的前一个对应 3。

地支出现癸丑，丑是牛年。马上就能推断出跟你活着最接近的年代，这 60 年中哪年是癸丑，癸丑又是 3 又属牛，我们一推算，73 年。再往前推，按 60 的倍数整推，就能推出来。

我们经常说"天人相应，天人合一"，中医博大精深，然后说完这两句话就没有下文了，怎么个合一法？怎么天人相应？怎么顺着它来？怎么知道你不是呛着它来？

我们道家或中医的祖先都做了详尽的观测和记录，给大家留下了现在的文字，其中观测天象，观测天文，通过计算总结出来历法的目的，就是让大家自己的行为有个准则、依据。怎么不违背天时，怎么顺应自然，这就是我们学中医的人跟那些学其他科学的人，认为人定胜天的人，最大的区别。

我们说"法于阴阳，和于术数"，最终的落实点就是让自己跟自然同步、合拍。给大家普及这个知识，就是让大家学会对中国历法的计算和对最基本概念的了解。

② 知己，知天达命

我们说一说知己。知道自己的身高、体重、血压、心率、血糖，这不叫知己，这就是一个小格局、小范围的情况下，你了解自己。中国人是把人放在天地之间来看，而且观看人、观察人从一种上帝的视角。这个上帝是我们中国人的上帝，是我们中国人的神。所以他会看到天时的变化对你有影响，地域的变化对你有影响，再告诉你吃什么、喝什么，生活起居对你产生的影响。所以，知天达命是人生重要的一课，很多人浑浑噩噩活了一辈子，就是一个行尸走肉，没有自我，没有自知，也没有自觉，更谈不上感悟。每天很机械地吃喝拉撒，脑子里转的都是些莫名其妙的东西，确实很可悲。

孔子说的三十而立，指经济独立。到三十岁，一个老爷们应该有自己谋生的手段了，能养活自己，还能养活将来要娶的老婆，还有生出来的孩子，这叫立。不管你情愿不情愿，不管你干什么，总得养活自己。啃老、寄生在别人身上，都不叫立。没有经济上的独立，谈不上人格或精神上的独立。

四十岁叫不惑，不再有选择困难，定了就知道自己要干什么。有的钱咱不挣，有的事咱不干。惑就是面临多个选择挑花眼。现在有些人别说四十不惑，到五六十还在那儿挑来拣去。

五十知天命，就是说年轻气盛，好像只要我努力就能成功，只要我愿意就能得到，各种狂妄。到了五十岁就知道事情有可为，有不可为。而且到五十岁就知道，不能再明知不可为而为之了。做任何一件事，成功的背后除了你努力之外，还有很多各种因素。风云际会，其他条件都不具备的时候，你在那儿干努力，最后就是把自己干掉。

如果有老师的引导和点拨，三十多岁就应该知天命了。孔子拖到五十岁，因为他是自学成才，而且基本上都是文字功夫，没有道家的传承。

我平时跟厚朴的同学说，学了中医以后，最重要的一点就是要敬畏天地，遵从祖宗，敬天法祖，不要太狂妄。你的祖宗比你有智慧得多，按他们说的去做，可能比你自个儿碰得头破血流，甚至把自己弄死划算得多，这就是历法的意义。

③ 怎么顺应天地自然？怎么天人相应？

怎么顺应天地自然？怎么天人相应？就从历法上找它的根据和规律，这都是几千年来中国人从大数据观察统计出来的自然规律。

首先干支纪年都是以二十四节气为标准的，所以它是一个纯太阳历。干支纪年先说干，干就是天干。天干来自上天，地支来自在天感应下的地气。天干有十个，甲、乙、丙、丁、戊、己、庚、辛、壬、癸，很多人现在已经数典忘祖了，知道甲、乙、丙、丁就不错了。

我以前跟大家讲十月历的时候说过，原来使用十月历的时候用这十个数表达一年分成十份，每份 36 天或 37 天，就变成了木、火、土、金、水。后来西汉著名的天文学家落下闳把它借用到了表示年上，这一年就用甲、乙、丙、丁、戊、己、庚、辛、壬、癸来表述。十年前的天干就跟现在的天干一模一样。

如果我们想方便记忆，就要跟西方历法有一个粗略的对应：只要是耶稣历公元后，尾数是 4 结尾的就是甲，乙对应的就是 5，以此类推。

中医怎么把这十个数对应五行呢？还是拿甲作为例子，凡是甲的年都是土运。土生金，乙就是金；金生水，丙就是水；水生木，丁就是木；木生火，戊就是火。然后下一个轮回，火生土，又到了土年，己年就是土年；土生金，庚就是金；金生水，辛就是水；水生木，壬就是木；木生火，癸就是火。大家把轮回记住了。

一组十个，有两个轮回，有啥区别呢？大家再记住太过和不及，就是没有一年是正常的，不是太过就是不及，而且太过和不及是有轮回的。比如甲年就是太过，土太过；下一年土生金，就是金不足；金生水，丙年就是水太过……以此类推。

十个天干我们就找出了五对，属于土的有两对，甲己都属于土，但一个是太过，一个是不及，甲是太过，己是不及。

怎么能快速记住？凡是耶稣历双数结尾的那一年都是太过，凡是单数结尾那一年都是不足。比如癸卯年 2023 年，就是不足，3 又是癸，就是火不足。

先把五运跟大家交代清楚，可能有点儿烧脑。但大家想参透天机，我给大家讲的就是天机不可泄露，时来运转、运气爆棚的运气，希望大家能珍惜。

4 五运：知道自己生在哪一年，大概就知道自己身体怎么样

太过、不及会对自己有什么影响？大家记住，你在娘胎孕育40周约等于10个月，其实已经是生命了，不可能不受到当时的天时和地利对你的影响。我们讲的五运六气就是对你的生命影响做了一个基本的了解或概括，知道自己生在哪一年，那么大概就知道自己身体的基本盘面。

我给大家举个例子，我出生在1966年，丙午年，6结尾就是太过，丙就是水，一看你出生那年水太过。水太过好不好？水太过当然不好了，淹死人；水太过好不好？水太过当然好了，肾精足，脑子够用，头发黑，脑袋大，这就是我的特点。太过和不及都有它的特点，但不能说是它的缺点。

如果了解自己是什么样的人，在以后的生命过程中针对自己的特点做一些平衡、弥补，不要过分，我们的生命就会长一点，就会过得好一点。这就是我们中医里五运六气最基本的逻辑。还有一个宝贵之处，我知道自己是什么样的人，就知道什么样的人对我好，我应该跟什么样人搭伙，跟什么样的人接触，远离什么样的人，是不是？这就是基本逻辑。

如果水太过，肾精足、头发黑。如果肾水寒气太过，容易出现相关脏（臓）器肿瘤或阴实症。比如肾长瘤子，尿路结石，前列腺癌。也有这一年出生的女性，会在生殖系统长肿瘤甚至出现脑瘤，比如脑子里长胶质瘤，这都是水太过的一种表现。如果知道自己有这种体质和趋势，应该注意点儿，不能用太多滋补肾的东西，这些补肾、益肾的药不能用太狠，否则会加重病情。

另外，水太过带来一个后遗症就是水克火，会降低或扑灭人的心气、心火。所以我生下来就是悲观主义者，没有太大的心气，不想折腾点儿什

么事，没那么想过。而且碰到事情总是先想坏处，就是悲观。说话慢，做事也不着急，因为我姓徐，这是我的命，我还得过抑郁症，那会儿抑郁得想死。结合水太过的体质，碰到那些事情，最后让自己这样。我记得病情加重是1996年，那年水太过，我住在北京宽街一个平房里，老婆闹离婚，自个儿还没点炉子，就那样过了一冬天，真是觉得寒入骨髓了。

如果不是第二年去美国碰到周稔丰老师救我，我觉得阴寒的东西早把自个儿的心气扑灭了。举这个例子就是说我是什么样的人，到了哪年我需要提防什么。

推算一下你出生在哪一年，记住是按干支纪年算，按立春算的，别拿正月初一、腊月二十三跟我说。比如2008年出生，如果8字结尾就是火太过，火太过容易心率快，高血压，容易出血、激动、亢奋，一头就栽在那儿。火太过又容易克肺，削减了肺和大肠正常的功能，让自己的肺气很虚，大肠蠕动慢。都是这一系列带来的。推算一下土太过的人会怎么样？容易削弱哪一个？容易死于哪方面的疾病？这都是五运六气要说的。

知道自己太过、不足怎么办？不足会出现两个问题，一个是我们说的母以子贵，母肥子壮。如果你本身不足，相生的下一个器官就会更弱，这是一个问题。还有一个问题就是如果你自身不足，别人就会来欺负你。欺负你有两个来源，一个是原来克你的五行里的一行会把你克得更狠。还有就是你克不动别人，你本来是管别人的，结果你弱了以后就会被那个东西反侮（反过来欺负你）。所以，生在奇数年的人容易出现本身脏（臟）器相对应的脏（臟）腑功能的衰弱，以及它所生的脏（臟）器会更弱。另外还有两个脏（臟）器后来会欺负你，把你搞得很惨。

举个例子，比如2025年是火不足，出生在这一年的人本来就心气会弱一点，心率会慢一点，热情也会低一点，好奇心不足。火生土，导致孩子生下来脾胃功能也比较弱，吸收功能比较差。这就是我们给他推演的基本盘。

因为火不足，火克金，肺和大肠就容易不受约束地膨胀，出现一些阴实的东西，比如出现结节、肿瘤，包括直肠、结肠的一些肿瘤，就会失控。水克火，水会因为你弱更欺负你，肾和膀胱的阴寒会加重，这就是我们的基本判断。

⑤ 如何弥补太过和不足

下面跟大家讲如何弥补这个问题，就是根据五行相生相克的搭配，找跟自己对的人、合适的人共同相处，达到一种能量交换、互相补充。包括找对象，现在有的人找对象都拿十二地支去配，"青龙怕白虎""蛇鼠不到头"……说心里话我比较不认同。我们经常说生辰八字，为什么古代结婚要看生辰八字，其实就是根据你出生的天干、月份，判断你的身心状况，双方是不是合适。很多人说是不是相生就合适，相克就不合适？不是那么简单。

开车只有油门，没有刹车，它就好吗？你说踩油门是相生，踩刹车不就是相克吗？这俩都得有，要分具体情况。比如你生于奇数年，就应该找一个能生你的人，至少不是克你的人来相处，这样你会顺一点。比如我出生在那年火不足，什么生火？木生火。什么属木？2和7结尾的人属木，而且出生在2那年的人是木太过，出生在7那年是木不足。首先都是木，都生火。

水太过的人怎么办？要找一个能克自己的朋友，为什么不找一个克我的老婆呢？那不好，克夫。克我的朋友其实是对我水太过的一种约束，谁克水？土克水，尾数是4那年的人是土，4+5 = 9。尾数是9那年也是土，也能克水。但出生在尾数9那年的人是土不足，克不动我，没有意义。出生在 4 那年是土太过，基本上能对我有所约束，相辅相成，就能成事。

举个例子，我生于 1966 年，梁冬生于 1974 年，按说我俩相克，但其实梁冬把我成就了。他是土，我是水，我们都是太过，正好是五行搭配非常好。特别有意思的是梁冬做另一档节目叫《冬吴相对论》，嘉宾是吴伯凡，吴伯凡跟我同岁，也是个大脑袋，充满了智慧，谈吐不俗，跟梁冬搭得也非常好。找对象、找朋友、找领导、找同事都要看一下，默默观察一下。挺有意思，但看破别说破，说出来就不灵了。

很多人家庭命盘的格局出现鸡飞狗跳，其实也是五行不合，就是五运不合。我们家 5 口人，我爸生于 1935 年，金不足；我妈生于 1941 年，水不足，但我爸特别爱我妈，一辈子痴情、忠心耿耿。他们俩啥关系？金生水，尽管我爸金有点儿不足，但我妈是水不足，要求也不多，这俩人挺好。我是水太过，也挺好，我爸是金生水，我妈水不足，我还能给我妈分点儿。俩妹妹徐文波和徐文澜，一个生于 1967 年，一个生于 1972 年，都是木，徐文澜是木太过，徐文波是木不足，而我水太过又滋养两个妹妹。尤其像徐文波这样的人，木不足，碰到一个水太过的哥确实太好了，所以整个家庭就非常和谐。另外一层关系就是我爸是金，俩妹妹是木，金克木，对俩妹妹也有一些管束。

大家可以分析一下自己家的命盘，然后了解很多人际关系出问题是命里带的，思考怎么解决这个事，怎么平衡。

6 六气，从大寒开始，每两个月换一个季节

下面给大家讲一下六气。确切地说古人把一年分成六个季节，大家都知道四季，春夏秋冬这是一种分法。我说过十月历是五种分法，一年分成

六份就更加细致，六气指什么？风、寒、暑、湿、燥、火，代表六种不同季节的气候特点。

一年分成六份从哪儿分？从大寒开始。现在有的人崇洋媚外，觉得从大寒开始不好计算，你就想一下西方星座，也是从大寒开始，就是水瓶座，然后分为十二份。有的人不理解，干支纪岁不是从立春开始吗？是的。但有一个问题要注意，中国人计一天是从子时开始的，子时相当于现在头天晚上的十一点，现在都是十二点开始，可是中国古代从子时就进入下一天了，所以六气的新年开始，也像子时一样往前提了一个节气。

从大寒开始，每两个月换一个季节，第一季节叫厥阴风木，代表春天来了，春风起来了。有人说秋天也刮风，为什么不讲风？不要抬杠，每个季节都有一种特殊的气候特点，我们把它拎出来。春天的风是生发之气，从东方和南方刮来了这种风，指的是这个风。所以大寒到春分，是厥阴风木，这是一个季节，代表春天，代表生发，代表肝胆。

下个季节从春分到五月二十号应该是小满，这两个月叫少阴君火，代表"风寒暑湿燥火"里的火，开始热了，代表心和小肠，这是第二个季节。

第三个季节是从小满到大暑，就是从五月二十几号到七月二十几号。六月二十几号就夏至了，夏至完了是小暑、大暑，这两个月属于暑天，"风寒暑湿燥火"里的暑，它的官方名称叫少阳相火，代表心胞和三膲。

从七月二十九号大暑到九月二十三号秋分，这两个月属于湿，叫太阴湿土，代表暑天以后的湿气，这是"风寒暑湿燥火"里的湿。

从九月二十三号到十一月二十三号，这两个月属于燥，代表秋天。它的正确名称叫阳明燥金，代表肺和大肠。

从十一月二十三号到一月二十三号大寒，这两个月属于"风寒暑湿燥火"里的寒，官方名称叫太阳寒水。大家把这个季节记下来，因为《食疗课》完全按照肝胆病、心小肠病、心胞三膲病、脾胃病、肺大肠病、肾和膀胱病这个顺序讲。

大家要记住一个概念，这叫主气，而且叫常气，就是正常情况下是按这个季节来的。但我们都知道每年气候变化很怪，有时冬天是暖冬，有时春天有倒春寒，有时草木萌发得早，有时草木根本发不出芽，为什么？这就是中国古人观察到五运六气里，除了有六个主气以外，还有有规律的客人，叫客气，也就是客人之气。客人之气是有规律的，组团有顺序地出现在每一年，是拿地支来推算的。我们把十二地支分成两组，一组六份，也就是说客气的规律，十二年会出现两次，每次都一样，会对主气产生不同的影响。

客气怎么推算？这就不是咱们需要掌握的事情，这需要讲很多课来解释。我就跟大家讲，如果读过《伤寒论》，看一下《伤寒论》篇目的排列顺序，把它倒过来，那就是客气的顺序。《伤寒论》的篇目是这么排的，第一篇是太阳病篇，第二篇是阳明病篇，第三篇是少阳病篇，第四篇是太阴病篇，第五篇是少阴病篇，最后一篇叫厥阴病篇。把它倒过来，就是客气每年出现在主气的规律。比如在某个季节查一下它属于厥阴风木，能推出下个季节会出现什么样的客气。厥阴风木完了就是少阴君火，然后是太阴湿土，就是脾胃。太阴湿土完了就是少阳相火，少阳相火完了就是阳明燥金，阳明燥金完了就是太阳寒水。知道了基本概念以后，每年不用推算，可以直接查。

五运六气对我们的生活指导是实实在在的，先给大家介绍个大概，以后我会在《食疗课》里把相关知识给大家做一个更深入的普及。在《美食课》里，每到一个节气转换的时候，初之气转成二之气，二之气转成三之气，我都会给大家做一个预告。

最后做个总结，希望大家自尊自爱，做个贵人，知天达命，懂得历法，做个顺应天道、天时的人。

图书在版编目（CIP）数据

美食课 . 五 / 徐文兵著 . —— 南昌 : 江西科学技术
出版社 , 2025.3. —— ISBN 978-7-5390-9439-7

Ⅰ . R247.1

中国国家版本馆 CIP 数据核字第 2025B78S67 号

美食课五
MEISHI KE WU

徐文兵 / 著

出 版 发 行	江西科学技术出版社	
社 址	南昌市蓼洲街 2 号附 1 号	
	邮编 330009 电话 :（0791）86623491 86639342（传真）	
印 刷	艺堂印刷（天津）有限公司	
经 销	全国新华书店	
开 本	710 毫米 ×1000 毫米 1/16	
字 数	240 千字	
印 张	19.5	
版 次	2025 年 3 月第 1 版	
印 次	2025 年 3 月第 1 次印刷	
书 号	ISBN 978-7-5390-9439-7	
定 价	69.90 元	

国际互联网（Internet）地址 : http://www.jxkjcbs.com 选题序号 : ZK2024443 赣版权登字 : -03-2025-6
责任编辑 : 魏栋伟 装帧设计 : 紫图图书 ZITO®